若手脊椎外科医のための
内視鏡手術ガイド

岩井グループの技術の今

監修 稲波弘彦
医療法人財団 岩井医療財団 理事長／
稲波脊椎・関節病院 院長

編集 古閑比佐志
岩井整形外科内科病院 副院長／
PELDセンター長

日本医事新報社

推薦の言葉

　今という時代，内視鏡手術の手技は，脊椎外科医にとって必須の技術である。岩井グループは，わが国で脊椎内視鏡手術を最も多く行っている医療機関として良く知られている。その岩井グループが，脊椎内視鏡手術のすべてを，グループの総力を挙げてこの1冊の本にまとめた。その内容は，手術に必要な解剖から実際の症例提示に至るまで，脊椎内視鏡手術のknow-howを含めたすべてが網羅されている。

　本書の特徴をいくつか挙げる。まず，監修を担当した稲波弘彦氏の「はじめに」に記されていることである。脊椎内視鏡手術は今なお発展途上にあるという事実を認識して執筆されている点である。なぜなら，手術手技は，術者の工夫や技術革新により日々変化しつづけていくものだからである。第2の特徴は，トラブルシューティングの章を独立して設けていることである。第3の特徴は，各領域の第一線で活躍している専門家のコメントが添付されている点である。

　本書は決して安価ではない。しかし，脊椎内視鏡手術を志す医師にとっては購入する価値が十分ある。手元に置いて通読して学ぶのもひとつの使い方であり，あるいは時に応じて繙くといった使い方もできる。本書を強く推薦する。

2018年10月

福島県立医科大学 常任顧問／
ふくしま国際医療科学センター 常勤参与

菊地臣一

はじめに

　当財団で低侵襲脊椎外科手術を始めたのは2001年12月27日，2例の腰椎椎間板ヘルニアが最初です。その後2002年7月にMEL，2008年11月にME-PLIF，2009年6月にPELD，2009年7月に頸椎のMECD，同じく11月にMECL，2013年に鏡視下XLIF，2016年に鏡視下OLIFを始めました。2018年3月末までの手術件数は，MED：6,422件，MEL：3,341件，ME-PLIF/ME-TLIF：1,978件，XLIF：320件を含め，脊椎の内視鏡手術は14,212件となりました。そして，海外を含め様々な大学，病院から見学・研修に来られる医師が増え，短時間でそれらの先生方に我々の治療を提示することが困難になってきたため，我々の治療方法をまとめられればよいと感じておりました。そのようなとき，日本医事新報社からのお話があり，この書籍が実現しました。執筆は当財団で研修して頂いた若手の先生方を中心にお願いしました。

　一方で，私どもは診断をより正確に行えるように，また，より低侵襲で患者さんの主訴を解消できるように日々努力しております。ですからこの手術書は我々の一里塚であると位置づけています。また，内容にも誤りがあろうと考えます。よって，上梓後の様々な修正はweb上で行っていきたいと考えています。

　医療は準委任契約と言われています。患者さんは治してほしい症状を訴え，医療者はそれを解消する努力をします。何が患者さんの主訴を起こしているのかを正確かつ精密に診断することが，低侵襲脊椎外科の基本であります。主訴を起こしている原因をピンポイントで診断し，その部位をピンポイントで治療することが低侵襲脊椎外科そのものであり，不要な手術や固定術，必要性の低い多椎間固定を避けることができます。

　「診断は自然への挑戦である。」と聞いたことがあります。まさに診断は挑戦であり，手術はその診断を証明する手段であると考えています。この手術書が皆様のお役に立てることを心から願っております。

　この場を借りて，私に脊椎外科を教えて下さった，故 山崎典郎，川端正也，立花新太郎，増田彰夫，夏山元伸の各先生，手術の基本を教えて下さった奥津一郎先生，様々な手術器具やドレッシング方法の工夫を行ってくれた手術室の大友勝利看護師長，この著書の編集を中心になってやって下さった古閑比佐志先生，日本医事新報社 磯辺栄吉郎氏に深く御礼申し上げます。

2018年10月

医療法人財団 岩井医療財団 理事長／

稲波脊椎・関節病院 院長

稲波弘彦

執筆者一覧

監修・執筆

（　）内は執筆項目

稲波弘彦　　医療法人財団 岩井医療財団 理事長/稲波脊椎・関節病院 院長

（1-11, 3-3, 4-1, 4-2, 4-6, エキスパートコメント）

編集・執筆

古閑比佐志　　岩井整形外科内科病院 副院長/PELDセンター長

（2-1, 2-5, 2-6, 4-9, エキスパートコメント）

執筆（執筆順）

井上泰一	自治医科大学附属病院 整形外科 講師	（1-1, 1-5）
高野裕一	岩井整形外科内科病院 院長	（4-3, 4-4, 4-7, エキスパートコメント）
岩井宏樹	稲波脊椎・関節病院 整形外科 医長	（1-2, 3-2）
大島　寧	東京大学医学部附属病院 整形外科・脊椎外科 講師	（1-3）
馬場聡史	JCHO 東京新宿メディカルセンター 脊椎脊髄外科	（1-4, 1-7-②）
唐司寿一	関東労災病院 整形外科・脊椎外科 副部長	（1-6）
齊木文子	横浜労災病院 整形外科	（1-7-①）
湯澤洋平	稲波脊椎・関節病院 副院長	（4-5, 4-8, エキスパートコメント）
瀬川知秀	稲波脊椎・関節病院 整形外科 医長	（1-7-③）
近藤幹大	はちや整形外科病院	（1-8）
志保井柳太郎	大野中央病院 整形外科	（1-9）
武田正明	広島大学病院 脳神経外科 診療講師	（エキスパートコメント）
横須賀純一	岩井整形外科内科病院 整形外科 医長	（1-10）
矢吹省司	福島県立医科大学医学部 整形外科学講座 教授	（エキスパートコメント）
出沢　明	出沢明PEDクリニック 院長	（エキスパートコメント）
石橋勝彦	岩井整形外科内科病院 整形外科 医長	（2-2）
猪股保志	芳賀赤十字病院 整形外科 副部長	（2-3）
金子剛士	稲波脊椎・関節病院 整形外科 医長	（2-4, 3-1）
尾原裕康	順天堂大学医学部 脳神経外科学講座 講師	（エキスパートコメント）
北浜義博	市立御前崎総合病院 脊椎センター 部長	（エキスパートコメント）

目 次

1章 円筒形レトラクターを用いた脊椎内視鏡手術　　　　　　　　　　1

1 内視鏡手術の learning curve
── いかに learning curve を短縮するか ……………………[井上泰一]　2

2 内視鏡下のノミの有効な使用法
── ノミの利点と欠点 ………………………………………[岩井宏樹]　8

3 正中進入による頚椎内視鏡下椎弓切除術 ……………………[大島　寧]　15

4 胸椎黄色靱帯骨化症に対する内視鏡手術
── 注意すべき点 ……………………………………………[馬場聡史]　24

5 MED による硬膜損傷の原因となる手術操作
── その回避のためのテクニック …………………………[井上泰一]　37

6 椎間板性腰痛の診断と治療
── 質問票を用いた診断方法と治療の実際 ………………[唐司寿一]　44

7 内視鏡支援脊椎手術
①円筒形レトラクターでの腰椎椎体間固定術操作
── MED, MEL の次のステップとしての手術手技 ……………[齊木文子]　55

②脊椎内視鏡支援 ACDF
── その利点と手術手技の実際 ……………………………[馬場聡史]　65

③XLIF 手術
── その利点と手術手技の実際 ……………………………[瀬川知秀]　72

8 術後脊椎硬膜外血腫を回避する工夫
── ドレーン留置方法について ……………………………[近藤幹大]　80

9 神経生理学モニタリングの重要性
── 運動誘発電位による術中神経モニタリング …………[志保井柳太郎]　87

10 椎間関節を温存する工夫
—— 内視鏡下棘突起縦割腰椎椎弓切除術について ·····················[横須賀純一]　95

11 L5/S1椎間孔外病変の解剖学的所見と内視鏡手術 ·····························[稲波弘彦]　102

2章　PELDシステムを用いた脊椎内視鏡手術 ▶ ··············· 113

1 PELDの適応
—— 特に初学者が選ぶべき症例，避けるべき症例 ·····················[古閑比佐志]　114

2 PELD transforaminal法
—— 特に初学者が注意すべき点 ·····························[石橋勝彦]　124

3 PELDによる硬膜損傷の原因となる手術操作
—— その回避のためのテクニック ·····························[猪股保志]　132

4 PELD用の脊椎内視鏡システムを用いた腰椎嚢胞性疾患の治療
—— 腰椎黄色靱帯内血腫の治療経験から ·····················[金子剛士]　140

5 PELDによるcervical foraminotomy
—— MEDによるcervical foraminotomyと比較して ·················[古閑比佐志]　146

6 PELDにおけるドリル操作 ·····························[古閑比佐志]　156

3章　脊椎内視鏡手術の将来 ▶ ··············· 165

1 ビッグデータを手術手技向上に生かすには
—— 情報処理の観点から ·····························[金子剛士]　166

2 脊椎内視鏡手術の今後
—— 医療経済学的観点から ·····························[岩井宏樹]　170

3 Future perspective ·····························[稲波弘彦]　174

4章 トラブルシューティング　177

1 はじめに ……………………………………………………… [稲波弘彦] 178

2 診断の陥穽 ……………………………………………………… [稲波弘彦] 179

3 固定術でのトラブルシューティング　隣接椎間障害
── 固定隣接椎間障害に対する内視鏡支援のサルベージ手術 ………… [高野裕一] 183

4 脊椎固定術後の椎体骨折
── 骨粗鬆症の術前診断と治療の重要性 …………………………… [高野裕一] 185

5 腰椎の内視鏡下椎間板切除術 (MED) および内視鏡下椎弓切除術 (MEL) の
トラブルシューティング ……………………………………………… [湯澤洋平] 187

6 硬膜損傷で多量の馬尾が逸脱してきた場合 …………………… [稲波弘彦] 189

7 内視鏡補助下腰椎後方椎体間固定術 (ME-PLIF) 後の
手術部位感染 (SSI) …………………………………………………… [高野裕一] 191

8 頚椎前方固定術後の合併症である呼吸障害の回避法と
発生時の対策 ……………………………………………………… [湯澤洋平] 193

9 PELD (percutaneous endoscopic lumbar discectomy) における
トラブルシューティング ……………………………………………… [古閑比佐志] 195

索　引 ………………………………………………………………………………… 199

本文中の〔HTML版 動画 あります〕マークの部分は電子版で動画をご覧頂けます。電子版の詳細については本書最終ページをご覧下さい。

『若手脊椎外科医のための内視鏡手術ガイド』特設サイト
下記 URL にて本書刊行後の情報発信，ご意見募集などを行う予定です。
https://www.jmedj.co.jp/book/5644-9/

1章

円筒形レトラクターを用いた
脊椎内視鏡手術

1 内視鏡手術の learning curve
── いかに learning curve を短縮するか

井上泰一

1. 手術手技の習得

科学技術の進歩に伴って，手術機器が進歩し，手術の技術・方法も進歩してきている。手術機器の進歩に伴って，低侵襲手術が可能となり，各疾患に対して内視鏡手術が増加している。脊椎疾患についても，脊椎内視鏡手術が広がりつつあり，手術侵襲の低下，入院期間の短縮，早期仕事復帰が可能となってきている。その一方で，操作スペースが狭い，三次元的視野観察が困難，斜視鏡の特性・手術器具の操作に慣れる必要があることから，手術手技を習得するのに時間がかかり，learning curve が存在する。手技に慣れるためには，基本的な手術手技を習得した上で応用していく必要があり，脊椎内視鏡手術に関しては腰椎椎間板ヘルニアに対する手術が基本となる。手術手技の習得には，変形が少なく解剖学的位置の把握が簡単な症例の手術から慣れていくとよい。

1) learning curve 短縮のために何をすべきか？

learning curve を短くしていくためには，まず手術時間を短縮する努力を行い，手術時間を早期に短縮するために手術器具の操作に慣れる必要がある。オープンの手術と違って，円筒形レトラクター内で操作するため特有の手術器具の使い方に慣れなくてはならない。また，視野 25° の斜視鏡を用いるため，斜視鏡の視野に慣れる必要がある。

次に，出血量を減らす努力を行う必要がある。出血量が多いと術野が見えなくなり，手術時間延長の原因となる。さらに，術後の合併症の頻度が高くなる。また，硬膜損傷などの術中の合併症を減らすことも大切である。硬膜を損傷した場合，修復に時間がかかるとともに，open conversion の必要が出てくる。筆者らの知見をふまえて，learning curve について述べていきたい。

2. 手術時間

当院関連施設に所属する microendoscopic discectomy (MED) 30 例未満の非熟練脊椎内視鏡外科医を対象とし，3 名の術者を評価した。手術は METRx™ System (Medtronic Sofamor Danek 社) を使用し，指導医の監督下に腰椎椎間板ヘルニアに対し MED を施行した[1]。MED 法初期の 30 例を評価し，検査項目は，患者背景 (年齢，性別，手術高位)，手術時間，出血量，硬膜損傷の有無とし，出血量が少量で計測不能な場合には 20 g で統一

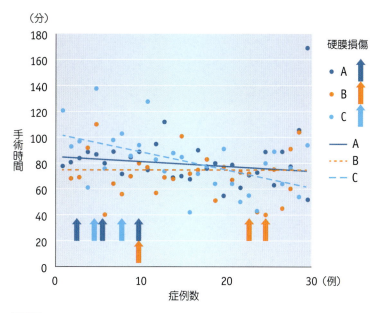

図1 手術時間の推移と硬膜損傷

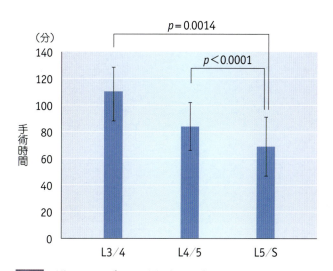

図2 手術レベルごとの手術時間の違い

した[2]。統計学的解析はSPSS ver.17.0を使用し，3者間の比較にはKruskal-Wallis検定を使用し，Mann-Whitney U検定を行い，$p<0.05$で有意差ありと定義した。

対象とした患者は男性59名，女性31名，平均年齢44歳（16〜89歳），部位はL2/3が1名，L3/4が3名，L4/5が47名，L5/Sが39名であった。3名（術者A，B，C）とも20例ぐらいから手術時間が安定してきたが，上位腰椎の手術が含まれるBの手術時間が時折延びることがあった（図1）。手術時間について線形近似曲線を求めてみると，Aは$y=-0.37x+85.3$（$R^2=0.06$），Bは$y=0.023x+74.5$（$R^2=6E-05$），Cは$y=-1.38+102.8$（$R^2=0.28$）であり，A，Cは経験を重ねるとともに手術時間が短縮していったが，Bは手術時間が延びた症例の影響で増加の直線になってしまった。

次に手術高位について評価してみると，手術レベルが高位になるにつれて，手術時間が有意に延びていた（図2）。腰椎は上位になるにつれて椎弓間が狭くなり，椎間関節・下関節突起が小さくなり，手術は難しくなる。このような解剖学的要素が今回の検討に反映していると考えられるため，慣れるまでの間はL5/Sを中心にL4/5までの高位で手術を行ったほうが

よいだろう。また，今回は症例数の関係で検討できていないが，一般に利き手が右であれば左のヘルニア（左にMED設置），左であれば右のヘルニアのほうが操作しやすい。これは，主に尾側から頭側への手術操作が多いため，尾側に利き手があったほうが操作しやすくなるからである。

オープン手術の手技に比べ，解剖学的位置の把握や手術手技の習熟に時間がかかることもあり，MEDの手技は時間がかかる傾向にあると報告されている。平均手術時間はMED 102.1分，Love法72.1分であり，MED法は手技の習熟に時間を要するが，Love法と比較し出血量，発熱，採血データの点で低侵襲であったと報告している[3]。単一術者の評価では，吉田は30例で手術時間が安定してくると報告している[4]。Love法は平均65.9分，初期のMED法では平均79.6分だったが，MED法386例近くでは平均57分に減少したとも報告している。また，別の複数の術者の比較については，初期の20例までは手術時間のばらつきが大きく，術者間での差も大きい傾向を認めたとの報告もある[2]。しかし，20例以降では手術時間は安定して80分を切るようになり，症例ごとの時間のばらつきも小さく，術者間で有意差を認めなかった。今回の研究では，3名の術者を比較すると過去の報告と同様に，20例ぐらいで手術時間は安定してきたが，チャレンジングに手術を行っている術者についてはときどき手術時間の増加がみられ，learning curveの時間が収束しなかった。

3. 出血量

筆者らの施設で行った非熟練術者3名のMEDの比較では，出血量は全体に少なく，術者間，各手術時期について比較しても有意差はみられなかった（図3）。高橋らは平均73.4gと報告しており[3]，吉田は初期30例では30mL弱と報告している[4]。大橋らは，20例までは50gを超えることがたびたびみられたが，20例以降は50g以下で安定したと報告している[2]。筆者らの研究では，出血量は全体に20gまでにおさまることが多かった。要因として，指導医の手厚い指導も考えられるが，トロンビン製剤の積極的使用により，過去の報告に比べて全体的に出血量が少なかった可能性がある。

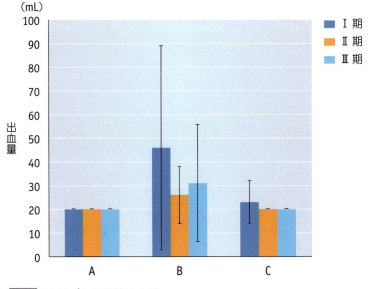

図3 10例ごとの平均出血量

4. 合併症

周術期の合併症については，吉田の報告によると386例中13例（3.4%）で発症しており，内訳は硬膜損傷5例，部位の誤認3例，術後血腫による悪化4例，化膿性脊椎炎1例であった[4]。硬膜損傷については，初期30例までに3例に発生していた。山崎らの報告では，MED130例のうち硬膜損傷2例，高位誤認3例であった[5]。

1）硬膜損傷

高橋らの報告では初期30例のうちに2例の硬膜損傷があったと報告している[3]。Nowitzkeらは初期の7例中3例でopen conversionを要したと報告している[6]。硬膜損傷については，各報告初期30例中2～3例の報告が多い。前述の当院関連施設における研究でも，初期の10例中6例，後期の10例中2例で起こっていた（図1）。術者A，Bが30例中3例，Cが2例，初期の10例に硬膜損傷が多くみられた。

5. learning curve

MEDのlearning curveについては，30例前後に存在するとの報告が多い。吉田は，MED 386例を検討したところ，手術時間のlearning curveは初期の30例を境にして，手術時間が安定し，出血量が減少してくると報告している[4]。Nowitzkeも同様に，約30例でlearning curveの漸近線がみえてくると報告している[6]。前述の研究では大橋らの報告[2]と同様に，手術時間については20例ぐらいで安定しており，初期の10例に比べて後期の10例のほうが手術時間は短縮していた。過去の報告同様20例ぐらいでlearning curveは安定してくると考えられるが，上位腰椎椎間板ヘルニアなどのチャレンジングな手術においては手術時間の延長や合併症の増加の可能性が増えることが予想される。

1）learning curveの短縮

高野らは，内視鏡手術に慣れた助手の指導のもとにMEDを行ったところ，learning curveが1年から3カ月に短縮したと報告している[7]。江幡らは，術者間の脊椎手術経験数によりlearning curveが異なり，術者によってlearning curve上で生じる合併症の内容も異なっていたと報告している[8]。また，Love法からMEDへの移行を考えた場合，「内視鏡使用による深部感覚の欠如」と「円筒形レトラクター使用による限られた操作スペースでの操作困難」の2つが問題になると新井らは指摘している[9]。まず，狭い操作スペースに慣れてから内視鏡手術に移行するというステップを踏んだMED導入が現実的であると考え，microdiscectomy（MD）を用いてヘルニア摘出術を経験することは，MED施行時の合併症の低減につながる可能性があると報告している。

一般的に利用できるものとして，豚や模型を使ったハンズオンセミナーがlearning curve短縮のひとつの手段と考える。今後，技術が進んでくると3Dプリンタを用いた模擬手術トレーニングや，VRを使用した手術トレーニングがlearning curve短縮の一翼を担う可能性があると考える。

6. 手術初期の症例選択

過去の報告同様，MEDについては20例程度でlearning curveは安定していた。初期の10例に硬膜損傷が発生する傾向があったため，指導医は特に注意して指導する必要があると考える。椎間レベルによって手術時間に有意差があり，上位腰椎に行くに従って椎間関節の幅は狭くなり手術レベルが難しくなることを考えると，初期に上位腰椎の手術は避けたほうがよい。指導医のバックアップが強く望めない環境で手術を行う場合には，初期には十分症例を選ぶ必要がある。

◉ 文献

1) 井上泰一：腰椎椎間板ヘルニアに対するMIS. 森田明夫，編. 新NS NOW 12 Minimally Invasive Neurosurgery：Up date 脳・神経・外科 低侵襲手術の今. メジカルビュー社, 2017, p162-7.

2) 大橋正幸, 他：内視鏡下腰椎椎間板ヘルニア摘出術における学習曲線の検討－脊椎手術経験の同じ3人の術者間での比較. J Spine Research. 2011；2(8)：1342-5.

3) 高橋 寛, 他：腰椎椎間板ヘルニアに対する内視鏡下椎間板摘出術の治療成績. J Spine Research. 2010；1(9)：1731-5.

4) 吉田宗人：整形外科医の手術スキル形成の未来像－腰椎椎間板ヘルニアに対する後方進入内視鏡視下手術のスキル形成. 日本整形外科学会雑誌. 2005；79(11)：833-9.

5) 山崎昭義, 他：腰椎椎間板ヘルニアに対するMED (Micro Endoscopic Discectomy) 法の手術成績と問題点―Love法との比較. 東日本整形災害外科学会雑誌. 2006；18(4)：449-53.

6) Nowitzke AM, et al：Assessment of the learning curve for lumbar microendoscopic discectomy. Neurosurgery. 2005；56(4)：755-62；discussion 755-62.

7) 高野裕一, 他：内視鏡下腰椎椎間板摘出術のlearning curve. 東日本整形災害外科学会雑誌. 2004；16(1)：26-9.

8) 江幡重人, 他：内視鏡後方脊椎手術に対するラーニングカーブの検討. 整形外科. 2007；58(12)：1629-32.

9) 新井嘉容, 他：内視鏡下腰椎椎間板ヘルニア摘出術 (MED) の問題点とその対策. 東日本整形災害外科学会雑誌. 2006；18(4)：484-8.

| エキスパート
コメント

高野裕一 | 関節鏡は1950年代に日本で開発された。脊椎内視鏡下手術への応用は1990年代後半であり，ここからlearning curve（学習曲線）の歴史が始まった。個々の術者のlearning curveと適応疾患の拡大のlearning curveである。MEDは，L5/S1ヘルニア，外側ヘルニア，上位腰椎のヘルニア，再発ヘルニア，狭窄症，頸椎・胸椎疾患に適応を広げた。その後，MILD，内視鏡支援のPLIF・TLIF・XLIFへと進化を遂げている。2000年代に入り，腹腔鏡による医療事故を転機として，日本整形外科学会は技術認定制度を開始し，同時にインシデント調査も行っている。これは全国の手術数と硬膜損傷などの合併症の頻度を把握できる貴重なデータとなっている。また近年，法改正により「臨床医学の教育及び研究における死体解剖のガイドライン」が制定されたことは画期的なことである。死体実習が手術研修に導入され，生体では確認できなかった解剖学的ピットフォールを，時間をかけて繰り返し学ぶことができるようになった。

1章　円筒形レトラクターを用いた脊椎内視鏡手術

2 内視鏡下のノミの有効な使用法
―― ノミの利点と欠点

岩井宏樹

一部のL5/S1（稀にL4/5）のMEDにおいて，椎弓切除が不要な場合もあるが，ほとんどは骨切除が必要となる．詳細は後述するが，椎弓切除の時間短縮，固定術での移植骨としての利用，コストの面などから，筆者らは腰椎の場合にhigh speed barではなく，ノミを使用している（図1）．本項では，内視鏡下でのノミの使用法について解説する．

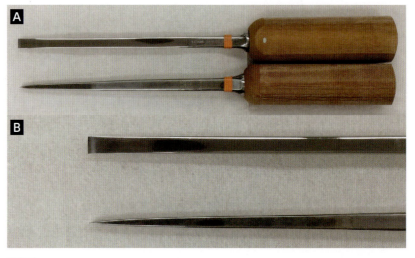

図1 ノミ
A：幅5mmの両刃のノミ，B：ノミの先端の拡大図

1. ノミによる内視鏡下椎弓切除の手術手技

1）切除範囲の決定

椎弓の内外側の切除範囲は，CTの画像からおよその位置を術前にイメージしておき，内視鏡下では下位の上関節突起の位置を指標にして決定している．頭尾側の切除範囲は，術中のX線透視を用い，黄色靱帯の付着部を鋭匙などで確認しながら決定する．

2）手技の実際（動画1）

MED systemの外筒を設置後，4mm幅のパンチで椎弓上の軟部組織を処理して，上位の椎弓と下位の椎弓を露出する．まずは，棘突起の基部で上位の椎弓の下端に刃がかかるよう

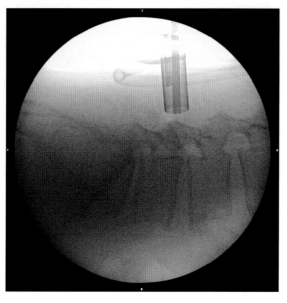

図2 切除範囲の確認
ノミを入れる前に，椎間を最終確認している。

にノミ（5mm幅の両刃）を頭尾側方向に設置し，X線透視で頭尾側方向の椎弓切除の範囲を確認する（当グループでは，ハンマーでノミを叩く前に，イメージで外回り・器械出しの看護師とともに椎弓切除の高位を確認し，手術部位の最終確認を行っている）（図2）。このときの刃の方向は，内視鏡の映像で確認するのではなく，患者の体幹を見ながら体軸と平行にする（図3A）。ノミの刃を進める方向はsagittalすなわち鉛直方向である（図3B）。ノミの幅分（5mm）外側にずらし，内側同様鉛直方向にノミを設置し，より外側の椎弓に切り込みを入れる（図4）。次に，ノミの刃が患者の体軸に対して垂直となるよう90°回転させ，やはり鉛直方向にノミを進めていく（図5）。ただし，最も頭側を切除する場合は，ノミの刃を進める方向は鉛直方向ではなく，トランペット型となるよう手元を尾側に少し倒す（図6）。このときのピットフォールとして，背側の皮質がある程度幅のある状態で斜めにノミを入れると，腹側の皮質を落とすときにさらに頭側で皮質が割れてしまい，骨片を取りだすのに難渋することがある。これを予防するためには，ノミをあまり傾けて挿入しない，あるいはあらかじめ内外側の腹側の皮質にノミで切れ目を入れておくとよい。

さらに骨切除が必要であれば，一辺がノミの幅以下となるように，piece by pieceで椎弓を切除していく。骨片が大きいと，円筒形レトラクター内をスムーズに通過させることができず，カメラやレトラクターを抜いて骨片を取りだす場合がある。

また，椎弓（下関節突起）の最外側はfacetectomyとならないよう，直上から見た場合に若干末広がりとなるように尾側の椎弓（下関節突起）を切除するようにノミを設置し，鉛直方向にノミを進めていく（図7）。このときもノミの方向は内視鏡下に確認するのではなく，視線を変えて手元のノミと体幹の位置を見て決めるとよい。さらに，axial（横断面）で見たときに切除した最外側のエッジからトランペット型の骨切除となるようノミの手元をレトラクターごと対側に倒して，最外側を削る（図8A）。ノミの刃が滑ってしまう場合，片刃のノミを使用する方法もあるが，エッジの皮質をパンチでほんのわずか切除するとノミが固定しやすくなる。また，ノミを対側にかなり倒すと刃先が見えなくなってしまうこともあるが，手の感触とX線イメージによってノミの位置を確認しながら，ハンマーで慎重に叩いていくとよい。上位腰椎は椎間関節がsagittalの方向と平行に近く椎弓の内外側の幅が狭いため，facetectomyとなりやすく，椎弓の外側を切除する際にはノミをできる限り寝かせる必要がある（☞1章10）（図8）。

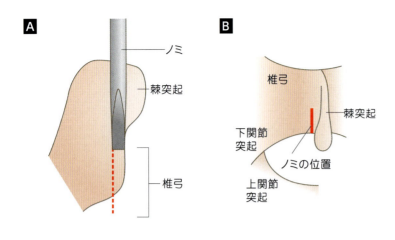

図3 ノミによる椎弓切除①
棘突起の基部の椎弓にノミを設置し(A)，椎弓に対し鉛直方向に切り込みを入れる(B)。

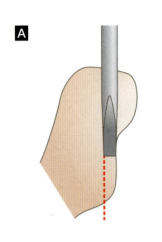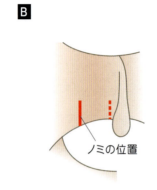

図4 ノミによる椎弓切除②
ノミの幅分外側に移動し，鉛直方向にノミを挿入する。

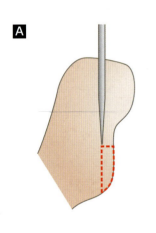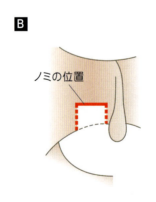

図5 ノミによる椎弓切除③
図3，4で入れた切り込みの頭側の橋渡しをする。

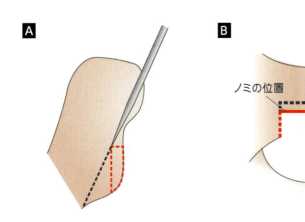

図6 ノミによる椎弓切除④
最頭側を切除する場合は，トランペット型となるように椎弓を切除する。

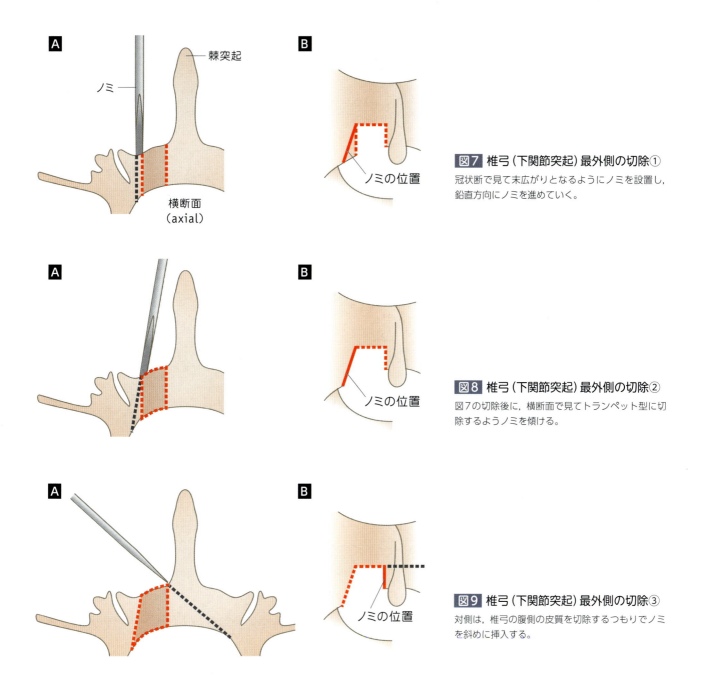

図7 椎弓（下関節突起）最外側の切除①
冠状断で見て末広がりとなるようにノミを設置し，鉛直方向にノミを進めていく。

図8 椎弓（下関節突起）最外側の切除②
図7の切除後に，横断面で見てトランペット型に切除するようノミを傾ける。

図9 椎弓（下関節突起）最外側の切除③
対側は，椎弓の腹側の皮質を切除するつもりでノミを斜めに挿入する。

3）上関節突起の切除

上関節突起はケリソンで切除する術者も多いと思われるが，ノミでも切除可能である。しかし，その腹側にはルートが存在している可能性があるため，注意して行う必要がある。上関節突起の内側の切除は，まず体軸と平行の方向にノミを設置する。先に体軸と垂直の方向にノミを入れると，ノミを入れたところから体軸と垂直方向に大きく割れてしまい，上関節突起の**頭側の大部分が取**れてしまう可能性があるためである。

4）対側の操作

MELで対側も除圧が必要な場合は，棘突起の基部からノミを対側方向に向けて斜めに入れ，椎弓の腹側の皮質を切除するイメージで進めていく（図9）。対側を操作する際は，斜視鏡を

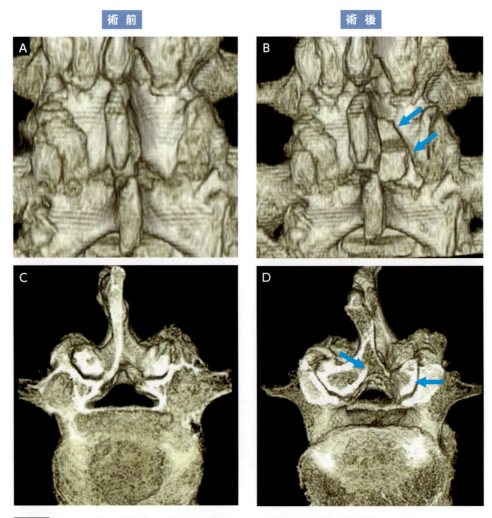

図10 右のL4/5の内視鏡下椎弓切除術における3D-CT画像の術前後の比較
A・C：術前，B・D：術後
背側から見て右L4椎弓の尾側が末広がりに切除されているのがわかる（C）。また，冠状断像（D）で，右椎弓がラッパ状に切除されており，対側である左の椎弓も部分切除されているのがわかる。

術者の手前側すなわち外側に設置し直すと，対側がよく見えるようになるため，カメラの位置を修正するとよい。

図10は，ある患者の術前後のCTを3Dに再構成した画像である。術後の画像，特に尾側から見た横断面の画像（図10D）を参照すると，椎間関節は温存されつつも，右の外側がトランペット型に椎弓が切除され，対側の左側の椎弓も腹側を中心に斜めに切除されているのがよくわかる。

5）注意点

ノミを使用する場合，皮質骨と海綿骨ではハンマーで叩いた際の音やノミを保持している側の手の感触が異なる。皮質骨ではその音が高く，当然のことながら手には硬い感触が伝わる。海綿骨では音が低く，手の感触も軟らかい。ただし，椎弓切除の最初など，切除している骨片がフリーでない場合は，腹側の皮質骨が割れた際の手の感触の変化はわかりづらいことがある。そのため，慣れないうちは腹側の皮質骨までノミで割らずに，ケリソンで切除するとよい。

また，筆者らの施設では神経損傷を回避するため，術中に看護師が下肢に手を当て，筋収縮をモニターしている。狭窄の強い例では筋収縮が起きやすく，神経が除圧されると下肢の筋収縮が起こらなくなるので，モニターとしては適切と考えている[1]。そのため，ハンマーでノミを叩いている際に筋収縮が強く現れる例では，ノミの使用は無理のない範囲にとどめ，ケリソンなども多く併用したほうがよいと考えている。

2. high speed barとの比較

1）ノミの利点

high speed barの場合，時折生理食塩水をかけ，吸引するという操作を繰り返すため，骨切除に時間がかかる。一方，ノミを使用した場合はこれらの操作がなく，椎弓切除の時間が短縮される。

また，片側進入で行う内視鏡下手術の場合，high speed barでトランペット型に術者の手前側すなわち外側を削ることはかなり技術を要する。一方，ノミでは比較的早期にこのような骨切除の手術手技を取得可能である。

筆者らは腰椎の後方固定術において内視鏡を使用し，除圧からケージの挿入まで内視鏡下に行っている。high speed barの場合は移植用の自家骨を採取できないが，ノミを使用した場合は切除した骨片を自家骨の移植に利用できる。

コストについて，ノミのほうがhigh speed barに比べて，購入費用，メンテナンス・コストが圧倒的に安価である。そのため，筆者らは馬尾以下の中下位腰椎の場合，ノミによる椎弓切除を行っている。

2）ノミの欠点

> ■ 円筒形レトラクターをノミ代わりに
>
> 骨棘でレトラクターを浅くしか設置できない場合には，円筒形レトラクターをノミ代わりにハンマーで打ち込むと骨棘を最小限に切除でき，筋が入り込まずに操作が容易になる。　（稲波弘彦）

海綿骨からの出血がhigh speed barを使用する際に比べて多く，ボーンワックスで止血を行っている。椎弓の外側を切除する際に，先端を見ずにノミを進めていかなければならない場合があるが，既述した通り手の感触とX線透視を見ながらハンマーで叩いていけばよい。また，ノミはレトラクター内で比較的スペースをとるため，まずその視野に慣れる必要がある。ノミの刃の位置が気になる場合には，内視鏡の方向を変えると刃先が見やすくなる。

3. 硬膜損傷の回避策

ノミで硬膜を損傷する場合の多くは，ノミを挿入し腹側の皮質を割ろうとしてノミを回転させるときに，硬膜にノミが接地した状態で行ってしまうからと考えられる。そのため腹側の骨を割る際は，ノミを鉛直上に少し引いてから行うとよい。また，黄色靱帯付着部を超えて頭尾側でノミを使用した場合は硬膜を損傷しやすい。特に下位の椎弓をノミで切除する場合は，黄色靱帯付着部が比較的頭側に位置しているため，黄色靱帯付着部の尾側端より尾側にノミが入りやすいので，慎重にノミを使用したほうがよい。

4. 上位腰椎における工夫

上位腰椎では椎間関節が立ち，棘突起基部からの距離が短い場合もあり，棘突起を一部切除して，レトラクターをより内側に設置しノミをより寝かせる方法[2]や，上位の棘突起の尾側を削り中央に円筒形レトラクターを設置するMILD（muscle-preserving interlaminar decompression）法[3]などの工夫もある（☞1章10）。

● 文献

1) Hayashi A, et al:Microendoscopic Posterior Decompression for the Treatment of Lumbar Lateral Recess Stenosis. Journal of Spine. 2016;5(4):1-5.

2) Nomura K, et al:Microendoscopic Decompression Surgery for Lumbar Spinal Canal Stenosis via the Paramedian Approach:Preliminary Results. Global Spine Journal. 2012;2(2):87-94.

3) Mikami Y, et al:Tubular surgery with the assistance of endoscopic surgery via midline approach for lumbar spinal canal stenosis:a technical note. European Spine Journal. 2013;22(9):2105-12.

エキスパートコメント
稲波弘彦

上関節突起は硬いので，ノミを進めていく際にその深度のメルクマールとなる。黄色靭帯の切除は，頭側中央から行う場合と，尾側から行う場合がある。尾側から行う場合には，上関節突起の内側と尾側椎弓の頭側をノミで切除する。神経組織が直下にあるので，より慎重なノミの使用が望まれる。
下関節突起の内側を切除する際，筆者は下関節突起のよりやや尾側までノミを入れ，軟部組織と一緒に切除している。下位の椎弓が容易に展開できるからである。

1章　円筒形レトラクターを用いた脊椎内視鏡手術

3 正中進入による頚椎内視鏡下椎弓切除術

大島　寧

1. 頚椎症性脊髄症に対する手術適応

頚椎症性脊髄症では手指のしびれ，巧緻運動障害，歩行障害，排尿障害などのように，運動障害，感覚障害，自律神経障害がみられる。上位運動ニューロン障害であるため基本的に症状は進行性であるが，頚椎伸展を避けるなど日常生活上の注意を払うことで軽症のまま経過する場合もある。JOAスコアの上肢および下肢運動機能がともに3点以上だった場合，MRIにおいて髄内輝度変化を伴っていても10年後に手術が必要となる割合は約半数と報告されている[1]。一方で，手術成績の予測因子のひとつに罹病期間が挙げられており，ある程度症状が進行している場合には早期に手術を行う必要がある。手術のタイミングについては患者の年齢やADLに応じて決めていく。

2. 頚椎症性脊髄症に対する術式選択

大まかに前方アプローチと後方アプローチがある。

1) 前方アプローチ

前方アプローチは椎間板あるいは椎体を掘削して脊髄を前方から除圧し，自家骨あるいは人工骨を置いて固定する方法であり，近年ではプレートなどのインストゥルメンテーションを用いることも多い。最大のメリットは前方からの圧迫因子である椎間板や骨棘を直接除去できることである。また，変性して減高している椎間板を持ち上げることで椎間孔を広げることになり，神経根症の症状をも減らしうる。同様に，後方の圧迫因子である黄色靭帯も引き伸ばされることで，いわゆるbucklingが軽減する。
常に固定術であるため制動効果が得られるわけであるが，一方で隣接椎間障害が一定の確率で起こりうる。頻度は少ないが，術中操作による頚動脈あるいは食道の損傷，術後の気道狭窄などの致命的な合併症が起こる可能性もある。

2) 後方アプローチ

後方アプローチは椎弓形成術の問題点を改良したとされる椎弓形成術が主流である。わが国で開発された術式で正中縦割法と片開き法があり，一般的に術者の好みで選択される。いず

れにしろ，除圧のコンセプトは後方から頭尾側に広めに除圧を行い，脊髄を後方にシフトすることである。30年以上の歴史があり，安定した長期成績が報告されている。前方アプローチと異なり隣接椎間障害を起こさないため，発育性脊柱管狭窄の多い日本人には特に有効である。また，致命的な合併症が起こりにくく，もともと前弯傾向が強い高齢者にも良い適応である。

一方で，後弯[2]あるいは前方すべり[3]を伴うケースでは除圧効果がやや不良であり，インストゥルメンテーションを併用して後方除圧固定術とすることが多い。

3. 内視鏡下椎弓切除術のコンセプト

脊椎に対する内視鏡手術は，腰椎椎間板ヘルニアに対して1990年代後半にFoleyとSmithがMED (microendoscopic discectomy) systemを用いたものが嚆矢であり，日本では腰椎疾患への低侵襲手術として多くの施設で実施されている。現在では腰部脊柱管狭窄症に対する片側進入両側除圧が行われている。

腰椎ほどではないが，頚椎症性神経根症に対する内視鏡手術も行われている。これはもともと顕微鏡下に行われていたものを改良した方法で，コンセプトは後方からの椎間孔拡大術である。すなわち，除圧椎間レベルで傍正中1cmのところに約2cmの縦皮切をおき，項靱帯のすぐ外側で筋膜を切開してから筋層内を鈍的に進入する。腰椎と異なり頚椎の傍脊柱筋は硬く，intramuscularに進入するのがやや困難であるが，根気よく鈍的に円筒形レトラクターを挿入することで椎弓に達することが可能となる。椎弓に達したところで16mmの円筒形レトラクターを椎間関節内縁に設置し，エアドリルや鋭匙を用いて骨を掘削，神経根基部の除圧を行う。頚椎の傍正中進入では筋層から出血することが多く，円筒形レトラクターを抜去する際には慎重に止血を確認する必要がある。

一方，頚椎症性脊髄症に対する内視鏡手術も増加しつつある。腰部脊柱管狭窄症に対する除圧と同様に片側進入両側除圧[4]を行う施設が多い。すなわち，腰椎と同様に傍正中から筋層内に進入して同側の椎弓切除を行い，対側は腹側から椎弓を掘削して黄色靱帯を切除する方法である。問題点として，①筋層内アプローチを用いた場合に術後血腫を生じうる，②頚椎では脊髄の圧迫を行えないため対側の除圧が困難である，③非対称除圧になるため神経根へのストレスがかかり，いわゆるC5麻痺などを起こしうることが挙げられる。

片側進入両側除圧は斜視鏡を用いる内視鏡手術のメリットを活かした方法であるが，頚椎では腰椎以上に脊髄を愛護的に扱う必要があり，筆者は項靱帯を切開して進入する正中アプローチを用いて椎弓切除を行っている (CMID[5])。

4. 正中進入内視鏡下頚椎椎弓切除術 (cervical microendoscopic interlaminar decompression through a midline approach : CMID)

1) 対象

1椎間ないし2椎間の頚部圧迫性脊髄症を対象としている。3椎間以上の脊髄圧迫を伴う症例にも可能ではあるが，もともとピンポイントの除圧を行うことこそ内視鏡手術のメリットであり，オープン法より時間がかかるようではそれほど有意義とは言えない。後弯（約10°）

あるいは前方すべり（3mm）を有する症例はもともと椎弓形成術の除圧効果が不十分とされているが，脊髄の後方シフトが少ない内視鏡手術ではより厳密に適応外とすべきである。

2) 体位

除圧椎間レベル直上の棘突起を透視下に確認する。体位は軽度ヘッドアップとし，下位頚椎の症例では肩が重なって透視でレベル確認をするのが困難であるため，肩甲骨を寄せるようにテープで貼り肩を尾側に引いている。

術者の立ち位置はオープン手術と同様で，頭側あるいは左側（右利きの場合）になる。適宜頭側から左側に動けるよう，麻酔器を患者の左手のほうに移動してもらうと作業しやすい。

3) 皮切から内視鏡挿入（C3/4，1椎間除圧の場合 ☞症例）

たとえばC3/4ならC3およびC4棘突起をX線透視で確認し，約20mmの皮膚切開をおく。項靱帯を正中で切開して棘突起先端に達したらX線透視でC3/4の棘突起先端を確認し，その上に円筒形レトラクターを設置し，内視鏡操作を開始する。

大切なのは，項靱帯を切開してから確実に筋間に入ることである。左右どちらかの筋層に切り込むと出血してしまい，その後の操作の妨げとなる。C6のように比較的長い棘突起であれば容易に到達できるが，C3などで術野が深い場合には項靱帯を切開して僧帽筋の筋膜を確認したらすぐにレトラクターを入れてもよい。

4) 展開

棘上靱帯を電気メスで少し剥がして棘突起先端を確認する。棘突起間は狭いため筒は細いほうが操作しやすいが，現状では16mmを用いるしかない。特に高齢者では棘突起がしばしば左右非対称に分葉しており，筋を付着したまま先端をエアドリルで左右に掘削することで視野が良くなる。

C3/4間を同定したら，C4棘突起基部から左右の椎弓にかけて筋層が付着していないところを剥離子やツッペルなどで剥がす。C4棘突起の形状で正中を判断するが，高齢者では変性して左右非対称なこともあるので事前にCTで確認しておく必要がある。C3尾側に多裂筋が付着するところは電気メスやバイポーラで焼灼しながら切離していくが，その際にしばしば出血するので時間をかけて丁寧に進めていく。黄色靱帯上の軟部組織をパンチなどで少しずつ切除すると正中の割れ目がわかることもある。

> ■ 円筒形レトラクターの沈下
>
> 骨切除が多いと円筒形レトラクターが沈下して硬膜を圧迫することがある。術者は気づかないことが多いので，助手が注意し，ストッパーなどを用いる必要がある。
>
> （稲波弘彦）

5) 骨切除

初めにC3椎弓尾側のドーム状椎弓切除を行う。左右幅は脊髄の幅でよく，通常は15mm程度である。黄色靱帯の頭側縁まで掘削を行えば十分な除圧となるが，圧迫の首座はC4椎弓の頭側縁から上関節突起内側縁にかけてであり，C3の骨性除圧はそれほど重要ではない。C4椎弓上縁の切除が肝要であり，腹側に黄色靱帯がないため慎重に作業を進める。難しいのは上関節突起の内側縁の切除であり，筒を左右に振りながら時間をかけて切除する。この

部分をしっかり除圧できれば必ずしもC3椎弓の尾側部分を黄色靱帯の頭側付着部まで切除する必要はなく，鋭匙などで可及的に切除すればよい。C4の除圧をどこまで行うかは難しいところであるが，術前画像を参考にしつつ，ボールプローベや鋭匙を入れて椎弓切除端の除圧が十分であるかを確認する。

このようにinterlaminar spaceを広げるように展開するわけであるが，左右どちらかの多裂筋をやや多めに剝がし，棘突起も適宜短くしていく。術者が左立ちの場合には左後方から覗くようにしている。つまり，筋間アプローチにて正中から進入しているが，実際の椎弓切除はやや左右非対称になってしまうかもしれない。それでも傍正中進入による経路よりは対称な除圧に近づくため，危険な操作を避けることがより可能となっている。内視鏡を抜去してから吸引ドレーンを挿入し，皮下および皮膚を縫合して終了となる。

6）2椎間除圧の場合

基本的なコンセプトはShiraishiらのselective laminectomy[6]と同様である。すなわち，たとえばC4/5，C5/6の2椎間除圧であれば，C5棘突起を縦割，C5棘突起基部で左右に割るようにして棘突起基部に達する。C4/5およびC5/6のinterlaminar spaceを広げるようにして展開するが，その際に多裂筋の付着部は部分的に電気メスやバイポーラなどで焼灼切離する。すなわち，進入経路は筋間アプローチとなる。C5椎弓切除と合わせてC4/5，C5/6の黄色靱帯を切除する。C4椎弓尾側は黄色靱帯付着部が出るまでドーム状に掘削し，C6椎弓頭側は脊髄後方シフトによる圧迫を考慮しながらやはりドーム状に切除する。

7）術後療法

手術当日はトイレ以外床上安静，翌日からドレーンを入れたままで離床としている。ドレーンは術後2日目に抜去することが多い。カラーは不要である。

症例 63歳，男性（図1～5，動画1）

主訴は両手の巧緻運動障害・しびれ，歩行障害。術前JOAスコア 2,2-1,2,1-2（合計10点）。C3/4レベルで脊髄圧迫があり責任病変であった。C3およびC4棘突起をやや短くして，interlaminar spaceを広げるように除圧した。術後MRIでは脊髄が全周性に除圧されて，後方のみならず前方のクモ膜下腔も描出されているのがわかる。術後症状は改善し，JOAスコア 4,3-1,2,2-3（合計15点）となった。

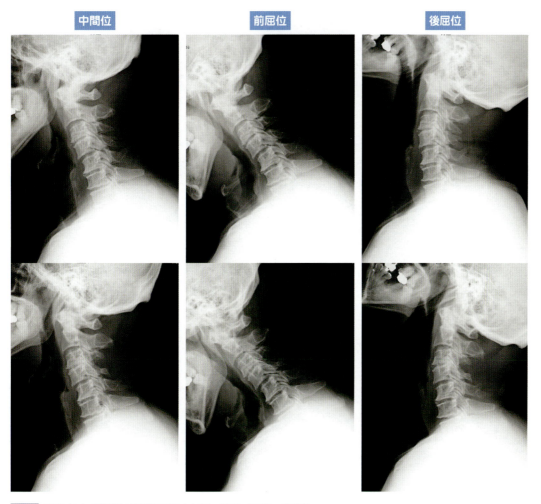

図1 術前および術後X線側面像（上段：術前，下段：術後）
術前後で可動域低下およびすべりなどの不安定性は生じていない。

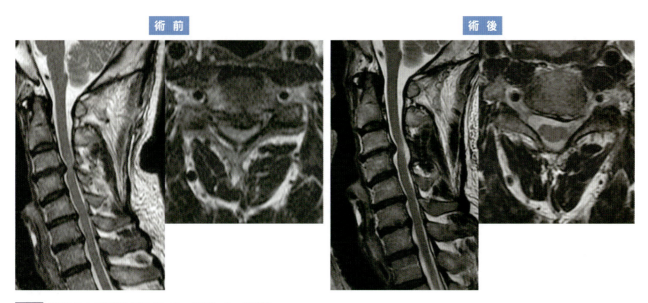

図2 術前および術後MRI像（左：術前，右：術後）
術前はC3/4レベルで脊髄圧迫および髄内輝度変化がみられた。術後はクモ膜下腔が良好に描出され，脊髄圧迫も解除されている。術後の水平断像では前方のクモ膜下腔も描出されている。傍脊柱筋の変性はわずかである。

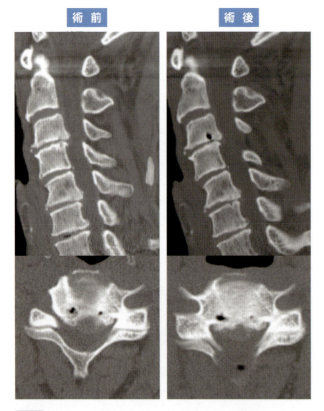

図3 術前および術後CT像（左：術前，右：術後）

C3/4で棘突起を短くして，C4椎弓頭側縁からC3椎弓尾側にかけて除圧されている。水平断像における椎体掘削幅は脊髄幅（約15mm）である。

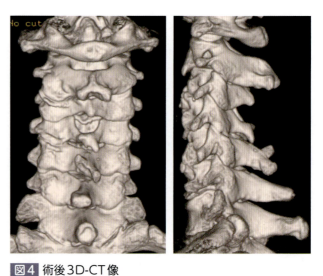

図4 術後3D-CT像

C3/4のinterlaminar spaceを広げるように除圧されている。

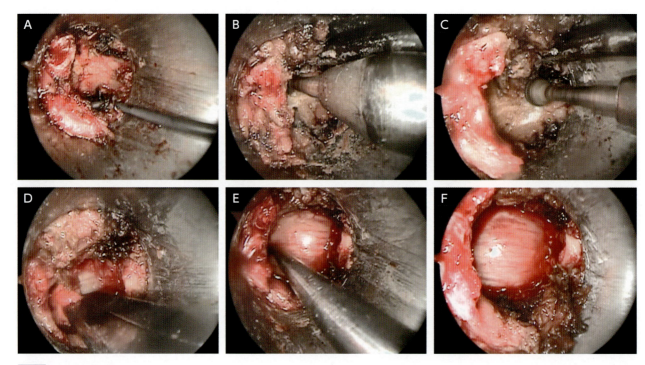

図5 術中内視鏡画像

A：C3/4棘突起上にレトラクターを設置
B：C3椎弓下縁をドリルで掘削。適宜分葉している棘突起を掘削して視野を確保
C：C4棘突起上縁を掘削
D：黄色靱帯を尾側から頭側にかけて切除
E：C3椎弓の裏に残っている黄色靱帯を鋭匙で掘削
F：除圧後

5. 考察

脊髄症に対する頚椎内視鏡手術は前述の通り片側進入両側除圧が始まりであり，良好な除圧効果があるとされる一方，非対称除圧に起因する上肢近位筋筋力低下（いわゆるC5麻痺），傍正中から筋層へ進入することによる術後血腫・麻痺が報告されていた。筆者らも当初はこの方法で除圧術を行いおおむね良好な成績を得ていたが，脊髄レベルでは馬尾レベルと異なり硬膜管を吸引などで圧迫することができないため，対側の除圧不足に陥る症例を経験した。また，傍正中の筋層内アプローチであるため，術後に筋層からの血腫をきたしたこともあった。そこで，Shiraishiらの顕微鏡手術で行われていた方法[6]を応用し，2椎間除圧の症例では，正中進入で内視鏡下に棘突起を縦割してから除圧を行う方法に切り替えた。1椎間除圧の場合にはinterlaminar spaceが円筒形レトラクターに比して狭いため，前述したように工夫している。いずれにしろ，項靱帯を切開して正中の筋間アプローチとしていることが特徴である。

1）利点

本法のメリットとしては以下の3点が挙げられる。
　①左右対称な術野を得ることができる
　②筋間アプローチであるため出血および筋損傷を最小限にすることができる
　③硬膜管を圧迫することなく両側の除圧が可能である
頚椎症性脊髄症ではpincer mechanismが病態の本質であり，除圧において最も大切なのは尾側椎弓の上端である。骨性の除圧幅は脊髄の幅（15mm程度）としており，適宜外側の黄色靱帯を切除している。頭側の除圧については，黄色靱帯を切除することができれば頭側の椎弓は通常は圧迫因子にならないため，脊髄を圧迫しないように鋭匙で黄色靱帯を掻把すれば十分かもしれない。実際には頭側の椎弓もある程度掘削して黄色靱帯の頭側付着部を確認するとより安全である。

一方で，この術式はあくまでもpincer mechanismの解除を目的としており，椎弓形成術のような広範囲の除圧による脊髄の後方シフトを期待してはならない。除圧幅を広くすれば脊髄が後方にシフトしすぎてしまい，尾側椎弓の頭側縁で新たに圧迫されてしまう可能性がある。

2）問題点

本法で危惧される点として，椎弓切除に起因する術後後弯変形が挙げられる。そもそも椎弓切除術は術後後弯変形をきたしうることが欠点とされたわけであるが，原因として，広範囲に及ぶ軟部組織（筋層・靱帯）へのダメージ，椎間関節に及ぶ広範囲の骨切除などが考えられた。CMIDでは筋肉へのダメージは最小限であると考えられることから，従来法のような後方支持組織へのダメージは少ないと考えている。

3）まとめ

脊髄圧迫が1椎間ないし2椎間の症例に対するCMID（46例）と椎弓形成術（41例）の術後2年以上における手術成績を比較したところ，JOAスコア改善率，EuroQOL-5D（EQ-5D）は同等であり，術後NDIおよび頚部痛はCMIDが良好な結果であった。また，術後血腫やいわゆるC5麻痺はCMIDでは1例もみられなかった（44th Annual meeting of Cervical Spine Research Society, 2016）。一方で，脊髄の後方シフトは広範囲の椎弓形成術より少ない。以上から，CMIDの除圧効果は椎弓形成術と同等と考えられたが，長期的な再狭窄が起こらないとは言えず，さらなる長期成績が求められる。また，過度に脊髄が後方シフトをすることがいわゆるC5麻痺の一因になると言われており，その点では有利かもしれない。適応は椎弓形成術より限られるものの，術後の軸性疼痛を軽減した最小侵襲手術として期待しうるものと考えている。

◉ 文 献

1) Oshima Y, et al:Natural course and prognostic factors in patients with mild cervical spondylotic myelopathy with increased signal intensity on T2-weighted magnetic resonance imaging. Spine. 2012;37(22):1909-13.

2) Suda K, et al:Local kyphosis reduces surgical outcomes of expansive open-door laminoplasty for cervical spondylotic myelopathy. Spine. 2003;28(12):1258-62.

3) Oichi, et al:Cervical Anterolisthesis is a poor predictor of neurologic outcomes in patients with cervical spondylotic myelopathy following laminoplasty. Spine. 2016;41(8):E467-73.

4) Minamide A, et al:Clinical outcomes of microendoscopic decompression surgery for cervical myelopathy. Eur Spine J. 2010;19:487-93.

5) Oshima Y, et al:Cervical Microendoscopic Interlaminar Decompression through a Midline Approach in Patients with Cervical Myelopathy:A Technical Note. J Neurol Surg A Cent Eur Neurosurg. 2014;75(6):474-8.

6) Shiraishi T, et al:New techniques for exposure of posterior cervical spine through intermuscular planes and their surgical application. Spine(Phila Pa 1976). 2012;37(5):E286-96.

| エキスパート
| コメント
|
| 古閑比佐志

大島氏は，頚椎症性脊髄症に対する各種外科的治療方法の経験が豊富である。また，内視鏡手術の経験も豊富で，特に正中進入内視鏡下頚椎椎弓切除術（CMID）は，彼が岩井整形外科内科病院在籍時に開発した手術方法である。CMIDは片側進入法と比較して，出血のリスクがきわめて低く抑えられる点が最大の利点であるが，その禁忌に関しても厳密に言及してくれている〔3椎間以上の脊髄圧迫を伴う症例，後弯（約10°）あるいは前方すべり（3mm）を有する症例〕。効果機序としては，pincer mechanismの解除であるが，そのためにあえて骨性の除圧幅を脊髄の幅（15mm程度）としている点が重要である（除圧幅を広くすれば脊髄が後方にシフトしすぎてしまい，尾側椎弓の頭側縁で新たに圧迫されてしまう可能性がある）。大島氏は言及していないが，この15mmという幅は内視鏡の鏡筒（内径16mm）が骨切除領域に落ち込まないという点においても，手術の安全性の面から重要と思われる。最後に指摘されているように，頭側の椎弓下縁の切除は究極的には不要かもしれないが，鏡筒を尾側にかなり傾けて鋭匙を操作する必要があり，手術術式としてのもうひと工夫が必要かもしれない（あるいは手術器具の開発）。大島氏は既にそのような手術手技の改良をすませているかもしれないが，CMIDの長期成績とともに今後の術式の改良に期待したい。

1章　円筒形レトラクターを用いた脊椎内視鏡手術

4 胸椎黄色靱帯骨化症に対する 内視鏡手術
── 注意すべき点

馬場聡史

1. はじめに

胸椎黄色靱帯骨化症 (ossification of ligamentum flavum；OLF) は中高年の男性に比較的多く発生し，下位胸椎に好発する疾患である。OLFが下位胸椎に発生しやすい理由は不明だが，生理的な後弯によって黄色靱帯に常に張力がかかった状態にあり，他の胸椎部分より比較的大きな運動性を有していることなどが予想されている。下位胸椎には脊髄円錐部が存在し，腰背部痛や下肢のしびれ，痛み，脱力など多彩な神経症状を呈する可能性があり，腰椎疾患と誤診されることも多く注意が必要である。また，全身的な素因が指摘されており，後縦靱帯骨化症との合併も多く，全脊椎評価が望ましい。

一般的には，歩行障害などの脊髄症状を呈する場合に積極的な手術適応と考えられる。病態が後方要素による脊髄圧迫性障害であり，術式は基本的に後方除圧が選択されることが多い。筆者らは本疾患に対して，脊椎内視鏡手術による後方除圧を行ってきた。2つの異なるアプローチについて，実際の症例を呈示して説明したい。

2. 内視鏡の胸椎手術への応用

当初，脊椎内視鏡手術で用いられる硬性手術用スコープは，「腰の観察，診断，治療に用いる内視鏡を言う。人工開口部から挿入する。」という定義で医療機器登録されていたため，胸椎への応用については適応外使用となっていた。しかし，2015年に厚生労働省から「人工開口部から挿入し，主に腰やその他の脊椎等の観察，診断，治療に用いる内視鏡をいう。ただし，中枢神経系に使用されるものを除く。」(薬食発0325第11号) という定義の訂正がなされたことで，胸椎にも応用しやすい環境になった。

3. 内視鏡手術の適応

1) 患者側の因子

骨化巣の形態や大きさなどが挙げられる。MRIで圧迫性病変の診断がついたあと，CTによる骨化巣の評価が重要である。国分らは，骨化巣の形態を大きく5つに分類した (図1)[1]。特に正中での骨化が連続している癒合型および膨隆型の場合，硬膜との癒着，硬膜骨化が強いことが想定されるため，内視鏡手術の適応から外している。

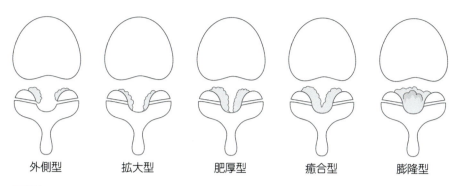

図1 OLF骨化巣形態による分類
外側型：関節包部に限局して骨化がみられる
拡大型：弓間部の一部まで及ぶ骨化で厚みが薄い
肥厚型：拡大型が厚みを脊柱管側に増した骨化がみられる
癒合型：左右の骨化が癒合したもの。ただし中央部に切れ込みがある
膨隆型：癒合した骨化の中央部の切れ込みが消失し，骨化が前方に突出している　　　（文献1をもとに作成）

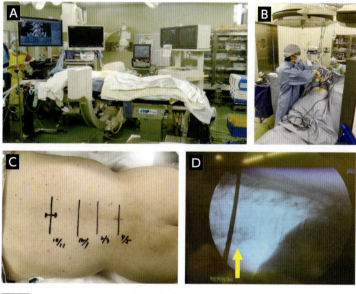

図2 手術場セッティング，手術準備
A：透視側面像が常に確認でき，術者から各モニターが視認しやすいように設置する
B：術者は透視の尾側に位置する
C：高位誤認を防ぐため，尾側から透視で椎間を順次確認する
D：椎体前方の骨棘形態や圧潰椎体があれば高位確認の指標になることがある

2）術者側の因子

脊髄高位の除圧操作となるため，骨掘削のドリル操作，切除海綿骨や硬膜外腔からの出血に対する止血操作などに慣れていないと，胸椎高位の内視鏡手術は難しい。また，除圧操作により硬膜損傷が発生する可能性も低くなく，内視鏡下での硬膜縫合の経験も必要となることが予想される。基本的には腰椎高位の内視鏡手術で十分に経験を積んでから行うことが望ましい。

4. 手術準備（図2）

全身麻酔下に4点支持台に腹臥位とする。脊髄高位での手術となるため，神経モニタリング

を行っている。胸椎手術で手術高位の誤認を避けるためには，腰椎手術以上に慎重にならざるをえない。透視で側面像を常に確認できるように設置する。術高位は下位胸椎のことが多いため，L5/S高位から順に高位を確認していく。通常OLF自体は透視で視認することは困難だが，術前に患者画像の特徴（たとえば椎体前方の骨棘や圧潰椎体など）があれば高位誤認を避ける指標になる。術中orientation把握のため，正面像もスムーズに確認できるように覆布をかける。患者上肢は挙上させて手台に乗せているが，透視装置のアーム部分と手台の距離が近くなるため，術者は透視の尾側に立つこととなる。内視鏡，透視，神経モニタリング装置の各画面を術者から見やすい位置に設置する。バイポーラや透視のフットペダルを術者の足元に設置する。

5. アプローチの選択 (図3)

骨化巣へのアプローチについては，正中進入法と片側進入法がある。どちらの方法にもメリット・デメリットがあり，術者の好みや症例に応じて選択している。

1) 正中進入法

正中進入法はいわゆるMILD (muscle-preserving interlaminar decompression) 法に準じた展開である。orientationの把握が容易であり，椎弓切除時の除圧幅など術前の計画を反映しやすい。トランペット型の除圧が可能であり，両側椎間関節を温存しやすい。また，骨化巣が両側にあってもどちらへも剥離操作をしやすく，胸椎内視鏡手術の経験が比較的少

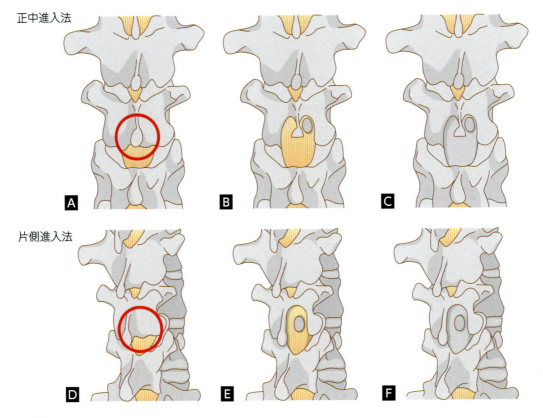

図3 各アプローチの模式図
A・D：レトラクター設置時，B・E：椎弓切除後，C・F：黄色靱帯切除後

（文献3をもとに作成）

ない術者に向いている。ただし，棘突起を縦割する操作に時間を要することや，後方支持組織に侵襲を加えることになるため，長期的には後弯進行などが懸念される。

2）片側進入法

片側進入法は椎弓露出までの操作が容易であり，特に骨化巣が片側の場合には有利である。後方支持組織を温存できるメリットがあるが，進入側の椎間関節の過剰な切除に注意が必要である。骨化巣が両側の場合にも行っているが，脊柱管に斜めに進入することとなり，慣れないとorientationの把握に難渋することがある。進入側は骨化巣の背側から，反対側は骨化巣のほぼ真横からアプローチするため，比較的大きな骨化巣がある場合に骨化巣の反対側から進入することで骨化巣腹側と硬膜との境が直視でき，脊髄高位でも比較的安全に骨化巣切除の操作を行うことができる。

3）両側進入法

河合らは正中皮切で，棘突起の左右にそれぞれ筋膜切開をおき，両側開窓による骨化巣切除について報告している[2]。後方支持組織を温存することが可能で，両側の骨化巣それぞれにアプローチしやすい利点があると思われるが，棘突起を残すことで正中部の確認がMILD法よりやや難しいことが懸念される。また，術者の立ち位置を変えない場合，反対進入のアプローチによる手技に慣れていないと操作が思ったより難しい。つまり，腹臥位患者の左側に立って右進入の内視鏡下椎弓切除を行える技術が必要となる。

6. 正中進入法の手術手技

| 症例1 | 76歳，男性 |

胸椎OLF，T11/12，外側型（図4）。

1）アプローチ（図5，動画1）

術者が右利きの場合は，腹臥位患者の左側に立つことが望ましい。透視にて手術高位を確認し，棘突起列上に約18mmの縦切開をおく。皮下を展開して棘突起背面を露出させ，棘突起基部を残し，正中縦割を行う。事前にCTで棘突起の長さを計測しておき，縦割はsagittal sawを用いるか，先端径2mm程度のダイヤモンドバーを用いる。この際，開創器として鼻鏡を使用すると，棘突起の傾きを把握でき縦割操作が行いやすい。棘突起基部は曲がりのノミで骨切りを行う。縦割の際に，露出した海綿骨からの出血を骨蝋などでしっかりと処置しておくことが，後々の除圧をスムーズに行うためには重要である。

腰椎高位とは異なり，胸椎では棘突起が尾側に下垂しており，除圧椎間のさらに1つ頭側の棘突起も縦割が必要になることもある。棘突起を縦割し作成された空間にシリアルダイレーターを挿入して，円筒形レトラクターを設置する。

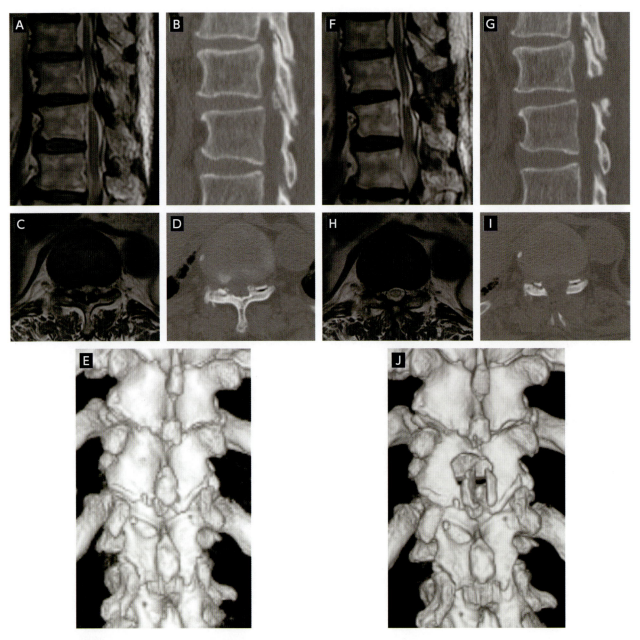

図4 正中進入法の手術症例（T11/12, OLF, 外側型）
A〜E：術前画像，F〜J：術後画像

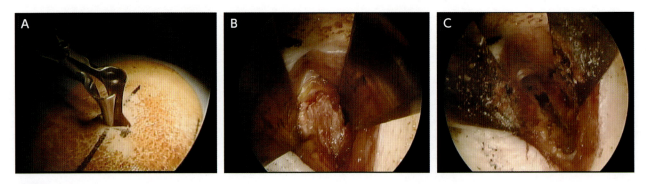

図5 アプローチ時の内視鏡所見
A：棘突起を挟むように鼻鏡を設置
B：棘突起背側を展開
C：棘突起を縦割

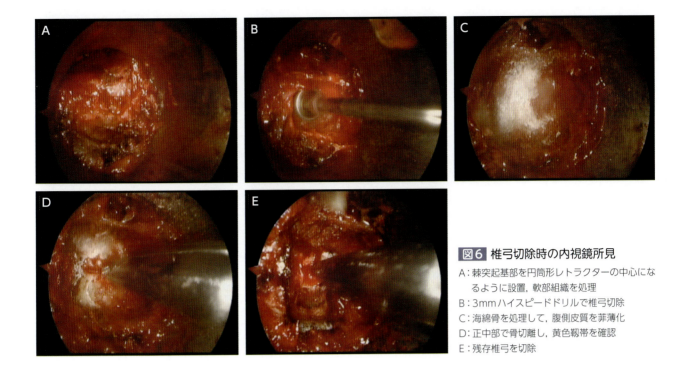

図6 椎弓切除時の内視鏡所見
A：棘突起基部を円筒形レトラクターの中心になるように設置，軟部組織を処理
B：3mmハイスピードドリルで椎弓切除
C：海綿骨を処理して，腹側皮質を菲薄化
D：正中部で骨切離し，黄色靱帯を確認
E：残存椎弓を切除

2）椎弓切除（図6，動画1）

除圧椎間の頭側棘突起基部を円筒形レトラクター内におさめると，おおよそ至適な椎弓切除部位になることが多い。通常は直径16mmの円筒形レトラクターを使用しているが，除圧幅が広い場合は直径18mmの円筒形レトラクターを選択してもよい。曲がりのバイポーラで軟部組織を円筒形レトラクター外に焼灼して処理し，椎弓をしっかりと露出させる。棘突起基部を正中部の指標とし，円筒形レトラクターの幅を参考に除圧幅を確認する。ハイスピードドリルにて椎弓切除を行う。先端径3mmのダイヤモンドバーを使用している。背側の皮質骨，ついで海綿骨を処理し，腹側の皮質骨を露出する。その際，背側から腹側にかけてトランペット型に除圧を行う。正中部で腹側の皮質骨を菲薄化し切離，黄色靱帯を確認。通常は椎弓腹側と正常黄色靱帯の間は剥離が可能で，観音開きのようにして椎弓を一塊に切除できればよいが，癒着があれば1mmもしくは2mm幅のケリソンで左右へ椎弓切除を追加する。最終的に黄色靱帯を露出させるが，骨化巣と椎弓との間で剥離が困難な場合は，椎弓を可能な限り菲薄化しておく。

3）黄色靱帯切除，骨化巣切除（図7，動画1）

正中部で左右の黄色靱帯の間から硬膜を確認する。剥離子で硬膜と黄色靱帯の間を確認し，癒着があれば剥離する。骨化していない黄色靱帯についてはpiece by pieceで切除しておく。骨化巣を確認できたら，鋭匙や鉗子などで背側へ持ち上げるようにして硬膜との境を確認し，癒着を剥離して切除する。止血を確認後，生理食塩水（生食）にて洗浄，硬膜外にドレーンを留置して，各層を縫合して閉創する。

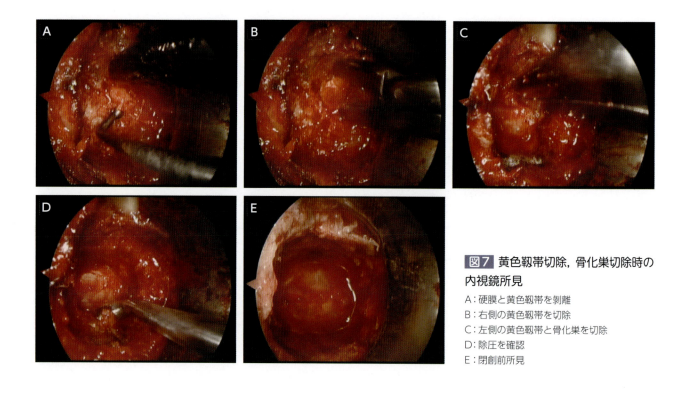

図7 黄色靱帯切除，骨化巣切除時の内視鏡所見
A：硬膜と黄色靱帯を剥離
B：右側の黄色靱帯を切除
C：左側の黄色靱帯と骨化巣を切除
D：除圧を確認
E：閉創前所見

7. 片側進入法の手術手技

| 症例2 | 74歳，女性 |

胸椎OLF，T9/10，拡大型（図8）。椎間板石灰化像があり，また，前方からの圧迫もあることから，本来は前後方手術が望ましい症例と考えられたが，高齢で，呼吸機能も悪く，後方手術で対応した。

1) アプローチ

術者は進入側に立つ。透視にて手術高位を確認し，棘突起列の1cm外側に約18mmの皮切をおき，筋膜切開も棘突起の脇とし，脊柱管に斜めにアプローチする方法である。シリアルダイレーターを順次挿入し，径16mmの円筒形レトラクターを設置する。正中進入法と比較すると，円筒形レトラクター設置までは非常に短時間ですみ，手技も容易である。

2) 椎弓切除（図9，動画2）

曲がりのバイポーラで軟部組織を円筒形レトラクター外に焼灼して処理，進入側の椎弓から棘突起基部をしっかりと露出させる。進入側の椎間関節の過度な掘削に注意が必要となるため，剥離子で椎間関節外側縁をまず確認する。ハイスピードドリルにて椎弓切除を進める。通常，先端径3mmのダイヤモンドバーを使用している。棘突起基部から椎弓背側の皮質骨，ついで海綿骨を処理し，腹側の皮質骨を露出する。このとき，胸椎は腰椎より椎弓幅が小さ

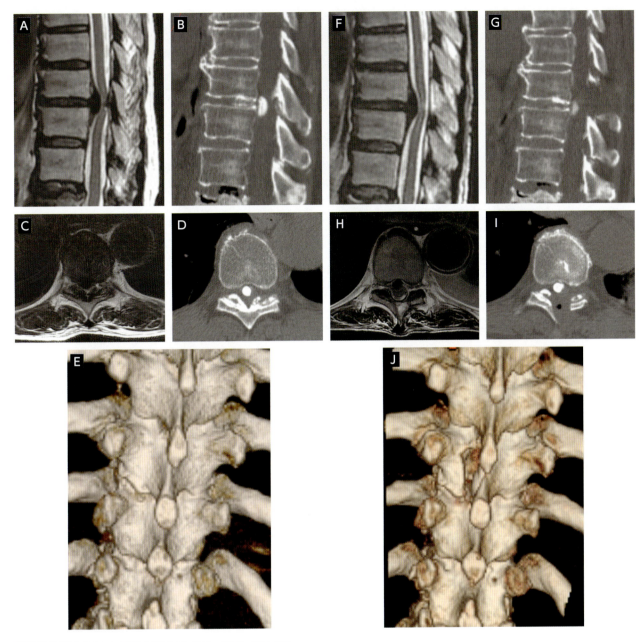

図8 片側進入法の手術症例（T9/10，OLF，拡大型）
A〜E：術前画像，F〜J：術後画像

いので，棘突起基部から掘削することが重要である。対側の骨切除範囲でorientationに悩むことがあるが，透視にて正面像を確認することで補正が可能である。

正中部で腹側の皮質骨を菲薄化し切離，黄色靱帯を確認。通常は椎弓腹側と正常黄色靱帯の間は剥離が可能で，椎弓を一塊に切除できればよいが，癒着があれば進入側は1mmもしくは2mm幅のケリソンで，反対側はヘルニア鉗子などでpiece by pieceに椎弓切除を追加する。最終的に黄色靱帯を露出させるが，骨化巣と椎弓との間で剥離が困難な場合は，椎弓を可能な限り菲薄化しておく。

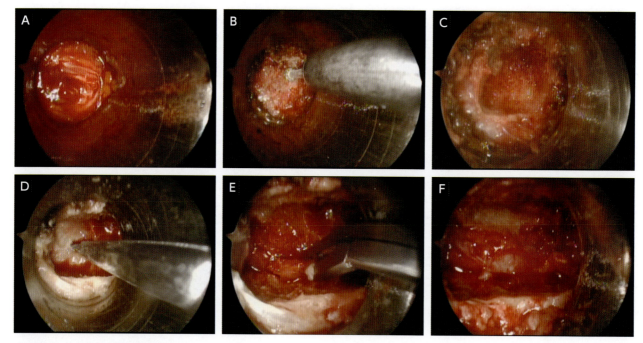

図9 椎弓切除時の内視鏡所見
A：棘突起の左側に軸方向で30°程度斜めになるように円筒形レトラクターを設置
B：軟部組織を処理して，棘突起基部と椎弓左寄りを露出
C：3mmハイスピードドリルで椎弓切除
D：海綿骨を処理して，腹側皮質を菲薄化，正中で切離
E：進入側の残存椎弓を切除
F：対側の椎弓を菲薄化

 3）黄色靱帯切除，骨化巣切除（図10，動画2）

黄色靱帯の正中部で硬膜管を確認し，piece by pieceで切除。骨化巣を確認したら，ボールプローベで硬膜との癒着を剥離して，最終的に可能であれば骨化巣を切除する。対側の骨化巣については，骨化巣腹側と硬膜との境を直視できるため，慣れてきたら骨化巣の小さなほうから進入して，対側の大きな骨化巣を切除してもよい。止血を確認後，生食にて洗浄し，硬膜外にドレーンを1本留置して，各層を縫合して閉創する。

8. 止血操作

胸椎手術は脊髄高位のため，術中止血操作は非常に重要である。一般的な手術と同様であるが，軟部組織からの出血はバイポーラにて焼灼処理，切除海綿骨からの出血は骨蝋で対処，硬膜外腔からの出血は腰椎高位のように硬膜管をよけることができないため，コラーゲンシートで対処しており，止血に難渋する場合にはフロシール®にて処置している（図11）。
脊椎手術において，胸椎手術では術後血腫麻痺の発生率が高いことが知られている。胸髄では脊髄への血行に乏しく機械的圧迫に対する易損傷性があることや，生理的な後弯のため術後仰臥位では創に体重がかかり，脊髄を圧迫する可能性があるためと考えられている。また，内視鏡手術ではデッドスペースが少ないため，血腫麻痺のリスクがより高くなることが危惧される。

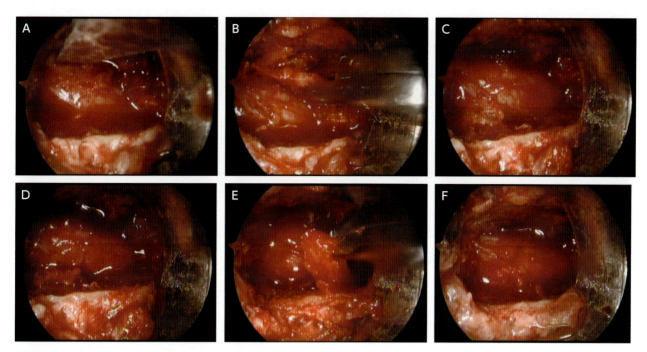

図10 黄色靱帯切除，骨化巣切除時の内視鏡所見
A：ノミで椎弓外側の骨切離
B：残存椎弓と黄色靱帯骨化巣を一緒に切除
C：対側の除圧を確認
D：進入側の黄色靱帯を処理して，骨化巣を確認
E：進入側の骨化巣を切除
F：閉創前所見

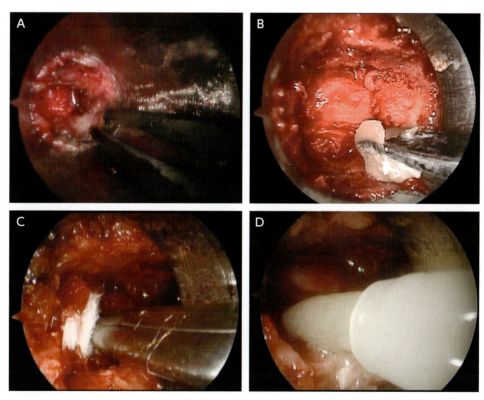

図11 止血の方法
A：軟部組織からの出血をバイポーラで処置
B：切除海綿骨からの出血を骨蝋で処置
C：硬膜外腔からの出血をコラーゲンシートで処置
D：硬膜外腔からの出血をフロシール®で処置

筆者らも，術後血腫麻痺を1例経験した。術中には特に止血に苦労することがなかったが，術後抜管時に不穏状態となり，血圧上昇にて止血した部分より出血したと思われる。術後数時間で両下肢完全麻痺となり，当日緊急で血腫除去処置を行った。脊髄高位でもあり，早期には改善がみられなかったが，術後3カ月には歩行を再獲得できた。

脊椎手術時には，比較的低血圧麻酔で管理されていることが多い。閉創前に十分な止血確認をするためには，通常あるいは通常よりやや高いくらいまで血圧をいったん上昇させて最終的な止血を確認することが重要と考えている。

9. 術後療法

術翌日から胸腰椎軟性装具を着用して，離床を開始する。術翌々日にはドレーンを抜去。術後約1週間で退院を予定するが，在院日数は術前のADLに影響されることが多い。術前から歩行障害などの脊髄症状が強い場合は，リハビリテーション施設への退院を余儀なくされることもある。

10. 内視鏡下胸椎除圧手術の術後成績

筆者らは胸椎OLFに対して，内視鏡手術で後方除圧を行った9症例（正中進入法2例，片側進入法7例）について，平均術後経過観察期間20カ月で，日整会頚髄症治療成績判定基準の上肢を省くもの（以下modified JOAスコア）で平林法による改善率を評価し，改善率が44.9％であったことを報告した[3, 4]。

11. 胸椎OLFに対する手術

胸椎OLFの治療として，脊髄症状を認める場合に手術適応と考えられる。基本的には後方要素による脊髄圧迫であり，後方除圧を検討することになるが，術後の後弯進行や不安定性が増強することを危惧して，固定術の併用を推奨する報告がある。一方で，後方除圧単独でも後弯変形が進行せず，術後成績も良好であるという報告も多い。北中らは，MILD法を胸椎OLFに応用して，術前計画通りに骨化巣の切除ができ，術後も矢状面アライメントに大きな影響を与えなかったと報告している[5]。また，酒井らは胸椎OLFに対し後方要素を温存すべく行った顕微鏡下の片側進入両側除圧術において，胸椎は腰椎より棘突起が長く，椎弓の傾きが大きいため，片側進入であっても対側の除圧における視野は得られやすく，良好な成績であったと報告している[6]。

河合らは，内視鏡下の後方除圧術の平均観察期間3年6カ月時にて，平林法による改善率は62％で，術後X線でもアライメント悪化はなく，動態撮影でも不安定性出現はなく，他の除圧手術と同様の臨床的効果があると報告している[2]。河合らの術式は正中皮切で筋膜切開を棘突起両側におき，両側開窓術を内視鏡下に行う方法であり，筆者らとは少し異なる方法である。正中部が癒合している骨化巣の場合，内視鏡での除圧操作には困難が予想され，内視鏡手術の適応から除外しているが，実際中嶋らの報告では胸椎OLFにおいて，癒合型もしくは膨隆型の場合，硬膜との癒着が75％と高頻度で，硬膜骨化も25％に認めたとあり[7]，通常手術より手技が限られる内視鏡手術において正中部骨化連続した症例は適応外というこ

とについて，あまり議論はないようである。

筆者らが行っている正中進入法（ME–MILD法）は，Ikutaらが最初に症例報告している方法であり[8]，棘突起縦割の手技がやや煩雑で後方要素に手を加えることとなり，一度円筒形レトラクターを設置してしまえばorientationの把握が容易であり，椎弓切除，黄色靱帯や骨化巣の処理が比較的容易であり，胸椎内視鏡経験の少ない術者向けの術式と思われる。

筆者らが行っている片側進入法については，orientationの把握にやや難があるものの，棘突起列を温存することができ，術後の後弯変形予防には正中進入法より有利と考えられる。また，解剖学的にも対側除圧はそこまで困難ではなく，顕微鏡下よりも術野により近い視点で硬膜と骨化巣の観察が可能であるなどの利点があり，腰椎での片側進入両側除圧法に慣れた術者にとっては有利な術式ではないかと思われる。

日本整形外科学会の報告によると，胸椎内視鏡手術は椎間外狭窄や嚢腫切除と一緒に「その他」に分類されており，正確な数字は不明であるが，脊椎後方内視鏡手術の内訳の約1％にも満たないと予想される[9]。脊髄高位での内視鏡下の操作となるため，椎弓切除や黄色靱帯の処理，剥離操作，止血操作など，1つ1つの手技により正確性が求められることは否めない。デッドスペースの少ない内視鏡手術後では，術後血腫のリスクもやや高くなることが懸念される。しかしながら，内視鏡手術はより低侵襲に除圧可能な方法として期待されるため，わが国で症例を蓄積し，長期成績やその有効性などデータを今後発信していくことが期待される。

◉ 文献

1) 国分正一, 他：脊柱管内靱帯骨化症のCT. 整形外科MOOK. 1987；50：59-71.

2) 河合将紀, 他：胸椎黄色靱帯骨化症に対する内視鏡下骨化摘出術の臨床成績. 中部整災誌. 2013；56(3)：645-6.

3) Baba S, et al：Microendoscopic posterior decompression for the treatment of thoracic myelopathy caused by ossification of the ligamentum flavum：a technical report. Eur Spine J. 2016；25(6)：1912-9.

4) 古閑比佐志, 他：胸椎黄色靱帯骨化症に対する内視鏡下除圧術の経験. 脊椎脊髄. 2014；28(3)：293-5.

5) 北中重行, 他：筋肉温存型腰椎椎弓間除圧術の進入法を応用した胸椎黄色靱帯骨化症に対する除圧術. 臨整外. 2014；49(4)：385-90.

6) 酒井紀典, 他：胸椎黄色靱帯骨化症に対する片側進入両側除圧術の成績. 中部整災誌. 2006；49：1045-6.

7) 中嶋秀明, 他：硬膜骨化を伴った胸椎黄色靱帯骨化症の臨床的特徴と治療成績. 中部整災誌. 2012；55：1209-10.

8) Ikuta K, et al：Decompression procedure using a microendoscopic technique for thoracic myelopathy caused by ossification of the ligamentum fravum. Minim Invaive Neurosurg. 2011；54(5-6)：271-3.

9) 日本整形外科学会：脊椎内視鏡下手術の現状－2016年1月〜12月手術施行状況調査・インシデント報告集計結果. 日整会誌. 2018；92(1)：56-62.

エキスパートコメント

高野裕一

近年になり，胸椎黄色靭帯骨化症（OLF）に対する脊椎内視鏡手術の適応は広がっている。腰椎疾患を中心とした馬尾レベルの脊椎内視鏡手術に慣れてから，頚椎疾患やOLFなどの脊髄レベルの除圧に適応を広げる必要がある。OLFの除圧を完遂するためには，骨化巣の頭尾側と内外側のレベルまで除圧を十分に行う必要がある。OLF骨化巣形体による分類（国分分類）の癒合型と膨隆型は硬膜との癒着が危惧されるため，導入当初は外側型，拡大型，肥厚型から開始する。片側進入法は，慣れると棘突起をドリルで切除することで正中進入法に移行できるが，骨切除範囲の確認が重要となる。

OLFにOPLLが同時に認められる場合や不安定性を認める場合には，脊椎固定術の併用も含めて，手術適応には十分注意が必要である。

1章 円筒形レトラクターを用いた脊椎内視鏡手術

5 MEDによる硬膜損傷の原因となる手術操作
── その回避のためのテクニック

井上泰一

1. 腰椎椎間板ヘルニアとMED

腰椎椎間板ヘルニアに対し，Love法や顕微鏡視下の手術が数多く行われているが，最近は脊椎内視鏡手術の広がりとともに，microendoscopic discectomy（MED）が標準術式のひとつとなってきた。MEDのメリットとして，手術侵襲の低下，入院期間の短縮，早期の仕事復帰が挙げられる。その一方で，操作スペースが狭い，三次元的視野観察が困難，斜視鏡の特性・手術器具の操作が煩雑であることから，オープン手術に比べて硬膜損傷を起こす可能性が少なくないとの報告がある[1]。硬膜損傷の原因となる手術操作について自験例をもとに解析し，安全な手術器具の使用方法について述べていきたい。

2. 硬膜損傷の原因

岩井整形外科内科病院で2014年1月から12月までにMEDを行った腰椎椎間板ヘルニア患者を対象として，手術動画を確認し，硬膜損傷の原因となった器具，損傷部位，修復方法について後ろ向きに検討した。手術にはMETRx™ System（Medrtonic Sofamor Danek社）を使用した[2]。対象は639名で，硬膜損傷は24例（3.8％）存在した（図1）。腰椎椎間板ヘルニアに対する内視鏡下ヘルニア摘出術における日本整形外科学会の報告（2015年で1.6％）に比べて多いが[3]，導入初期の症例を含む新井らの報告では3.9％と高率であり[4]，当該施設ではMED初心者の手術が含まれるため，learning curveに達する前の医師による硬膜損傷数に伴い割合が上がっていると考えられる。

1）部位

硬膜損傷の部位はアプローチ側16例，対側6例，中央2例であった（図2）。ヘルニアを摘出する都合上，アプローチ側の処置が多いため損傷も増えるが，対側や中央の処置でも損傷することがあるため，注意が必要である。

2）器具

硬膜損傷を起こした例で使用された器具は，鋭匙8例，ケリソン鉗子6例，ノミ4例，ヘルニア鉗子2例，吸引管2例，ペンフィールド2例であった（図3）。中川らの報告では，多くの場

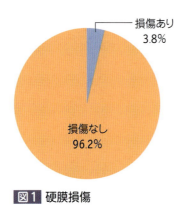
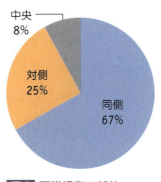

図1 硬膜損傷

図2 硬膜損傷の部位

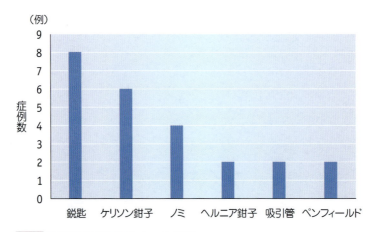

図3 硬膜損傷の原因となった器具

合はケリソン鉗子の盲目的使用により引き起こされると指摘しているが[5]，当該施設のデータではケリソン鉗子使用以外にも損傷の原因となる手術操作があり，吸引管やペンフィールドという通常では損傷の原因器具として考えにくいケースも存在した。

3. 硬膜損傷を防ぐために

硬膜損傷は通常，鋭利な刃を伴った手術器具で損傷することが多いが，硬膜に触れる器具であればどのようなものでも損傷の可能性があるため，硬膜近くの操作では常に油断せず対処する必要がある。以下に，硬膜損傷を起こしやすい器具の特徴，正しい使い方・誤った使い方を動画とともに示す。正しい使い方を習得して，硬膜損傷をしないように日々努めて頂きたい。

損傷形態として，鋭利な刃物であるノミや鋭匙による損傷は修復しやすいが，ケリソンやヘルニア鉗子による損傷は硬膜を含めた一定の領域を伴ってつかみ取っているため損傷範囲が大きく，また馬尾を併せて損傷することが多い。刃先が常に見える位置で操作することが重要である。また，操作スペースが狭く，硬膜を誤って巻き込む可能性があるときは，レトラクター型吸引管を有効に使う。左手に吸引管を持ち，吸引管で硬膜管，神経根などの組織を軽くレトラクトして空間的余裕をつくって処置を行うと硬膜損傷のリスクが減る[6]。

当該施設では腰椎椎間板ヘルニアに対するMEDでハイスピードドリルを使用することは少なく，ノミを使うことが多いため，ハイスピードドリルによる硬膜損傷は2014年1月から

■ 再手術時の留意点

再手術では，癒着が必発である。筆者は，再手術では初回手術に比べて軟部組織を丁寧に取り，骨組織を十分に展開することにしている。最細のダイレーターで時間をかけて十分に骨表面を剥離する。その後，3DCT画像と同様の外観となるように鋭匙鉗子などで瘢痕組織を切除する。こうすることで，一般の観血手術に比べてorientationを失う可能性が高いという内視鏡手術の欠点を克服することができる。　　（稲波弘彦）

12月までのMEDでは存在しなかった．ダイヤモンド製のハイスピードドリルを使用すると硬膜損傷のリスクを減らすことができるが，発熱による神経損傷のリスクがある．一方，ノミは使い慣れると手術時間を軽減でき，トランペット型の除圧が行いやすいというメリットがあり，当該施設ではノミを多用している．ここでは，ノミを使用しての骨切除について話を進めていく．

1) ケリソン鉗子

ケリソン鉗子は先端の向きと角度，下刃の厚み，大きさによって各種ある．弱弯のケリソン鉗子は対側の処置を行いやすいが，硬膜管や神経根を挟んでしまうリスクがあり，左手の吸引管で硬膜管，神経根を軽くレトラクトして空間的余裕をつくって処置を行うとよい[6]．強弯のケリソン鉗子は対側の奥に届きやすいが，操作スペースが狭いとハンドリングしにくい欠点がある．ケリソン鉗子の先端の角度は直角からやや鈍角のものが存在する．対側は鈍角，手前側は直角が使いやすい．しかし，咬除する部位の厚みと硬さを考慮して，切りやすいものは直角を選ぶとよい．下刃の厚みは薄いほうが挿入しやすいが，硬いものを強引に切ると破損する恐れがある[7]．

骨が厚すぎると切れないため，十分に薄くしてから切除する．ボールプローベなどを差し込み，下刃の入る隙間を確認し，癒着のないことを確認する．下刃の下面が組織と平行になるように挿入する．咬除の際に軸の角度を変えると硬膜を挟む可能性があるため，角度を変えてはならない．

ケリソン鉗子は常に刃先がカメラで見えるように意識することが重要である．画像上で刃先が見えない状況では盲目的操作になり，硬膜を挟む可能性がある．また，硬膜が周囲組織（時に黄色靱帯）と癒着していることがあるため[8]，ケリソン鉗子でつまんだ際に硬膜が引っ張られるようであれば，つまんだ組織をいったん離して周囲を十分に剝離してから再度操作する必要がある．

動画1に正しい使い方を示す．動画2には，手術の途中から盲目的操作になり，硬膜をつかんで持ち上げているにもかかわらず，そのまま咬み切って硬膜損傷を起こしている様子を示す．

2) ヘルニア鉗子

ヘルニア鉗子は，多裂筋や黄色靱帯切除などの処置では3mmか4mmのパンチが操作しやすい．5mm以上のものでは切除量が大きくなりすぎ，2mm以下では椎間板やヘルニア切除以外では切除量が小さく使い勝手が悪い．

パンチの操作は，ケリソンと同様にカメラから刃先が見えるように操作することが重要である．盲目的操作で損傷する可能性が高く，刃先が見えないときはカメラを回して刃先を確認できるようにしてから操作する必要がある．

動画3に正しい使い方を示す．動画4には，漫然と黄色靱帯切除を行っている最中に盲目的操作になってしまい，黄色靱帯とともに硬膜をつかんで硬膜損傷を起こしている様子を示す．最も気をつけなくてはならない操作のひとつである．

3) 鋭匙

鋭匙は刃物を伴った器具であるが，鋭匙の刃を研ぎ直すことは少なく，しだいに切れ味が鈍くなる。当該施設では鋭匙を多用するため，研ぎ直して切れ味の良い鋭匙を使用している。骨髄炎の肉芽組織のようなものなら，刃こぼれのある鋭匙でも使用可能だが，黄色靱帯の剥離や切除には切れ味の良いものが必要である[9]。先端に力を込め，腹の丸みに合わせて回転するように使うとよく切れる[7]。

鋭匙は刃物であり，無理な操作で硬膜を損傷することがあるが，上手に使用すると周囲組織との剥離が容易に行え，手術時間短縮につながる非常に便利な道具である。椎弓に付着している黄色靱帯を剥離・切除する際に役に立つが，硬膜と黄色靱帯が癒着している部分で無理な剥離操作をすると硬膜損傷を起こす。

動画5に鋭匙の正しい使い方を示す。動画6には，黄色靱帯が硬膜に癒着している部分を無理に剥離切除しようとして硬膜を損傷し，損傷に気がつかず続けて硬膜を引っかけて損傷部分を広げてしまった様子を示す。

4) ノミ

ノミは片刃，両刃，曲刃があるが，脊椎内視鏡手術では片刃，両刃を使うことが多い。片刃は骨にひびが入りやすいが，刃の食い込みが良く，骨表面を削りやすく，削る方向を調整しやすいメリットがある[7]。両刃は切れ味が片刃に劣るものの，ハンドリングしやすいメリットがある。ノミは左手でしっかり握り，右手に槌を持ち叩き具合を調節する。槌には，プラスチック製と金属製があるが，内視鏡手術では骨切除量が小さいため，プラスチック製を使うことが多い。ノミがある程度進んだら，透視で深さを確認し適切であれば左手でノミを捻って対側の到達度を調べ，ノミを進める。対側皮質が近くなると手ごたえと音で確認できるが，骨が極端に硬い人と極端に軟らかい人では確認が難しいことがある。下関節突起を部分切除する際には，下関節突起が骨折しないようにノミの当てる面に注意する。

ノミは骨に刃先が当たっている部分をカメラで確認し，併せて透視を使用してノミの刃先が進みすぎないように注意して操作する。カメラの位置の都合上，トランペット型に除圧しようとすると画像上端にノミの刃先が行くことが多くなり，刃先を確認しにくくなる場合がある。切除範囲と強弱を十分にコントロールすることと，側面透視で刃先の進む向き・深さを確認する必要がある。

動画7に正しいノミの使い方を示す[9, 10]。動画8には，ノミで硬膜を損傷した例を示す。クモ膜の損傷が少ないため髄液漏出はほとんどみられないが，硬膜損傷をしているため一膜被った馬尾が見える。

5) その他の手術器具

硬膜に触れる可能性がある手術器具はどのようなものでも，硬膜周囲での無茶な操作は控えるべきである。また，本来の使用方法と異なる使い方は控えるべきである。

動画9に，ペンフィールドで硬膜と椎間板を剥離しているが，癒着部分を乱雑に剥離したため髄液漏出した様子を示す。動画10には，癒着部分を剥離するのに吸引管を使用して，て

この原理で剥がそうとして無茶な操作になる様子を示す。丁寧に癒着を剥がす必要がある。

4. 硬膜修復の方法

硬膜損傷をすると，経験が浅いうちは頭が真っ白になり絶望感に打ちひしがれるが，二次損傷を減らすためにもまず落ちつく必要がある。原因の多くは周囲組織の剥離や不十分な除圧であるため，損傷部より離れた部分から手術操作を再開する。除圧を行い操作スペースが確保できたら，欠損の大きさ，馬尾の状態で修復方法を判断する。

脊椎内視鏡の上級医がいない状況において，手術硬膜縫合の技術がない術者は，馬尾の嵌頓がなければネオベール®とフィブリン糊での処置でも可能だが，欠損部が大きかったり，馬尾が嵌頓したりするようであればopen conversionに切り替える。

1) ピンホール硬膜損傷

硬膜の損傷のみでクモ膜が保たれている場合や髄液漏出がない場合は，そのまま経過観察としている。馬尾の嵌頓がないピンホールの硬膜損傷で髄液が漏出する場合には，フィブリン糊を散布するのがひとつの方法である。髄液漏出が多い場合は，Shibayamaらが報告したバイクリル®メッシュによるパッチ法[8]に準じて，フィブリン糊の片方の液をかけたネオベール®を数枚重ねて硬膜損傷部に置き，もう片方の液を上から散布して損傷部をふさぐ方法を使用している。

2) 馬尾の嵌頓を伴った硬膜損傷

硬膜損傷部は小さいが馬尾が嵌頓している場合，ボールプローベやペンフィールドなどで還納する。その後，再び馬尾の嵌頓がない場合は，前述のピンホールの場合に準じてフィブリン糊やネオベール®を使用したパッチ法で被覆する。馬尾を還納してもすぐにまた嵌頓する場合には，硬膜損傷部を6-0プロリン糸で縫合する。縫合が難しい場合には，骨切除量を追加して針を回す操作スペースを拡げて縫合を試みる。METRx™ Systemであれば先端が上曲がりのマイクロピチュイタリーで縫合針を把持して硬膜に針を通したあと，レトラクターの外でノッチをつくってからボールプローベでノッチを下に下ろして縫合する[5]（動画11）。針は両端針を用いることが多く，損傷部が大きい場合はoutside-inで針を進めたほうがよく，小さい場合は馬尾の損傷を避けるためinside-outで針を進めたほうがよい。

3) 馬尾の噴出を伴った硬膜損傷

馬尾は頭側方向に硬膜内に還納する。多量の馬尾が噴出した場合，周囲の除圧を行ったあとに馬尾を還納して，硬膜縫合を行う。還納が困難な場合にはopen conversionを行う。

当該施設での硬膜損傷の修復方法は，ネオベール®＋フィブリン糊（動画12）が10例，硬膜縫合が7例，フィブリン糊のみが7例であった（図4）。幸いにして，この期間にはopen conversionで対処したものはなかった。

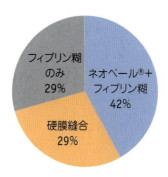

図4 硬膜損傷の修復方法

5. まとめ

硬膜損傷の原因となる手術操作とその対策について述べた。常に硬膜損傷を起こす可能性があるため，手術中は油断せず操作を行うことが大切である。万が一，硬膜損傷を起こしてしまった場合には，まず落ちつき，状況を把握し，対処していくことが重要である。

文献

1) 種市 洋, 他：脊椎・脊髄手術の危機管理：脊椎手術合併症の実態－日本脊椎脊髄病学会の調査から. 日本整形外科学会雑誌. 2006;80(1):5-16.
2) 井上泰一：腰椎椎間板ヘルニアに対するMIS. 森田明夫, 編. 新NS NOW 12 Minimally Invasive Neurosurgery:Up date 脳・神経・外科 低侵襲手術の今. メジカルビュー社, 2017.
3) 日本整形外科学会脊椎脊髄病委員会：脊椎内視鏡下手術の現状 2015年1月～12月手術施行状況調査・インシデント報告集計結果. 日本整形外科学会雑誌. 2016;90(12):1052-8.
4) 新井嘉容, 他：内視鏡下腰椎椎間板ヘルニア摘出術（MED）の問題点とその対策. 東日本整形災害外科学会雑誌. 2006;18(4):484-8.
5) 中川幸洋：腰椎内視鏡手術における私の工夫 内視鏡下手術合併症防止のための工夫. Orthopaedics. 2012;25(1):61-9.
6) 生田 光：外側陥凹部狭窄に対する除圧術. 脊椎内視鏡下手術. 吉田宗人, 編. 文光堂, 2013. p130-6.
7) 林 浩一郎：骨手術の基本手技―その1 ラスパトリウム, ノミ, ロンジュールなど. 整形外科基本手術手技の進歩. メジカルビュー社, 1995, p26-37.
8) 徳橋泰明, 他：脊椎脊髄術中・術後のトラブルシューティング. 三輪書店, 2003, p124-6.
9) 辻 陽雄：基本腰椎外科手術書. 改訂3版. 南江堂, 1996, p63-81.
10) 串田剛俊：整形外科手術の超基本手技 手術道具編 のみ（鑿）脊椎. 整形外科Surgical Technique. 2012;2(2):p200-3.
11) Shibayama M, et al:Patch technique for repair of a dural tear in microendoscopic spinal surgery. J Bone Joint Surg Br. 2008;90(8):1066-7.

エキスパート
コメント

稲波弘彦

本項では，硬膜損傷の原因を詳細に分析してある。起こるべき合併症を頭に入れてから手術を行うという原則に則り，円筒形レトラクターを用いた脊椎内視鏡手術を行う医師は，すべからく本項を熟読して手術にのぞんでほしい。

本文では「欠損部が大きかったり，馬尾が嵌頓したりするようであればopen conversionに切り替える。」と記されているが，筆者は時間がかかっても術者自身による修復を勧めたい。open conversion時には創が大きくなったり，再ドレッシングに時間がかかったりすることなどを考えると，馬尾の完納や硬膜の縫合をじっくり行っても手術時間に大きな差は生じないであろう。また，術者の技量の向上と自信の醸成につながると考えられる。普段から鏡視下に手袋を縫う練習などをしておくとよい。

1章　円筒形レトラクターを用いた脊椎内視鏡手術

6 椎間板性腰痛の診断と治療
── 質問票を用いた診断方法と治療の実際

唐司寿一

1. 腰痛と椎間板変性の関連

　国民生活基礎調査では，腰痛は有訴率，通院率とも常に上位にある。日本で行われたインターネット調査の報告によると，一生のうちに腰痛に罹患する割合は83％，直近4週間での腰痛の罹患率は36％である[1]。一方，慢性腰痛の39％は椎間板性腰痛であるとの報告があり[2]，慢性腰痛の中で一般的にみられる腰痛のひとつであると考えられる。椎間板後方部，後縦靱帯は洞脊椎神経，椎間板側方部は交通枝，前方部は傍脊椎交感神経幹により支配されており，椎間板線維輪の外側3分の1に感覚神経線維が存在する[3]。したがって，椎間板に対する応力によって線維輪の損傷が外側に加わり，炎症を伴えば腰痛が生じると推測される。

1）MRIによる評価

　腰椎のMRIにおける椎間板の変性所見は，T2強調画像における椎間板の信号低下としてしばしばみられ，プロテオグリカンの濃度の低下を示しているとされている。評価にはT2強調画像矢状断像を用いて変性を5段階に分類したPfirrmann分類が使われる（図1）[4]。
　一般臨床では，Grade4（またはGrade3）以上を椎間板の変性所見と判断することが多い。MRIは腰痛の病態を評価するのに役立つが，椎間板変性が腰痛の原因になりうるという報告がある一方，椎間板変性と腰痛には関連がないという報告も多く，まだ議論の一致がみられていない[5, 6]。
　筆者らが，調査時に腰痛のない勤労者100名の腰椎MRI・T2強調画像矢状断像を撮影し，「以前に医療機関通院を要するほどの腰痛を生じた既往」との間に関連がある所見について検討した結果，「椎間板変性」「椎間板膨隆」「high intensity zone（HIZ）」が関連していたが「すべり」は関連がなかった[7]。さらに，同じ集団の10年後の腰椎MRI所見と，初回調査後10年間の腰痛経験の有無との関連を検討した結果，「椎間板変性」「椎間板膨隆」「HIZ」「すべり」のいずれも関連がなかった。また，初回調査時のMRI所見でその後10年間の腰痛出現を予測できる所見はなかった[8]。

2）質問票での評価

　したがって，椎間板性腰痛の診断には今のところMRIだけでは不十分であり，椎間板造影

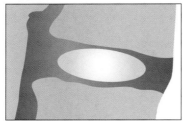
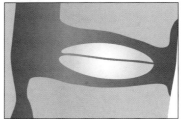
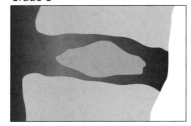
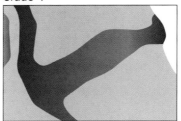
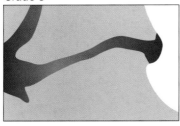

図1 Pfirrmann分類
Grade1：椎間板の輝度が高信号（白）で変性のない正常所見
Grade2：椎間板は白いが水平に黒い線がみられるもの
Grade3：椎間板が灰色のもの
Grade4：椎間板が灰色〜黒で椎間板高が正常〜やや低下しているもの
Grade5：椎間板が黒く椎間板高が高度に低下しているもの　　　　（文献4をもとに作成）

や椎間板ブロック注射を併用する必要がある[9]。しかし，日常診療の場で頻繁に遭遇する病態であり，より簡便に，かつ非侵襲的に椎間板性腰痛を診断する方法があることが望ましい。坐位が椎間板性腰痛と関連するという報告があるが[10]，椎間板性腰痛の臨床症状に焦点を当てた報告は少ない。筆者らは日常臨床の印象から，5つの問診項目を椎間板性腰痛に特徴的であるものと仮定した。これらの問診項目が椎間板性腰痛の診断に有用かどうかを検討し，問診項目による診断サポートツールを作成した[11]。

本項では主に質問票を用いた椎間板性腰痛の診断方法について述べ，現在行われている椎間板性腰痛の治療の実際にも触れることとする。

2. 質問票を用いた椎間板性腰痛の診断

筆者らは次の手順で，椎間板性腰痛を問診により診断するサポートツール作成を試みた。

1）方法

対象について，椎間板性腰痛群（以下D群）は，MRIで椎間板変性所見がみられ，椎間板ブロックによるnumerical rating scale（NRS：最小値0，最大値10）の減少率が50％以上

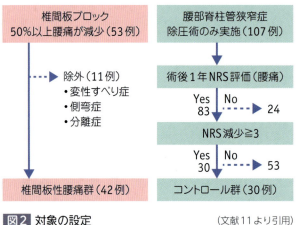

図2 対象の設定 (文献11より引用)

であった42例とした。椎間板変性はPfirrmann分類で4または5であるものとした[11]。すべり，側弯，分離の合併例は除外した。コントロール群（以下C群）は「ある程度強い腰痛があるが，明らかに椎間板以外の原因で生じているもの」と設定した。具体的には，腰部脊柱管狭窄症の診断で内視鏡下椎弓切除術を行った症例のうち，術後1年の腰痛NRSが術前と比較して3以上低下した30例をC群とした（図2）。

両群の年齢，性別，身長，体重，喫煙習慣，NRS，Oswestry Disability Index（ODI：最小値0，最大値100）について，自記式質問票を用いて調査した。また，両群に下記5項目の有無を問診した。

①長時間の坐位で腰痛が出現する
②長時間の坐位のあと，立ち上がり時に腰痛が出現する
③長時間の坐位でもぞもぞ動く
④洗面動作で腰痛が出現する
⑤前屈で腰痛が出現する

両群において各質問項目にYesと回答した割合を比較検討した。また，カットオフを65歳として各項目の年齢調整オッズ比を算出した。さらに，各項目の年齢調整オッズ比の整数値を用いて受信者動作特性（receiver operating characteristic；ROC）解析を行い，問診により椎間板性腰痛と診断するためのカットオフ値を求めた。

2) 結果

両群合わせて72名（D群：42名，C群：30名）の患者をエントリーした。年齢はD群53.4±16.2歳，C群71.1±9.4歳とC群で優位に高かった。65歳以上の割合もD群16.7%，C群30.1%とC群で有意に高かった。性別，BMI，喫煙習慣，NRS，ODIは両群間で有意差がなかった（表1）。

各質問項目においてYesと回答された割合は，「長時間の坐位で腰痛が出現する」はD群83.3%・C群30.0%，「長時間の坐位のあと，立ち上がり時に腰痛が出現する」はD群83.3%・C群36.7%，「長時間の坐位でもぞもぞ動く」はD群78.6%・C群50.0%，「洗面動作で腰痛が出現する」はD群73.8%・C群20.0%，「前屈で腰痛が出現する」はD群52.4%・C群6.7%であり，いずれも有意にD群で高い割合だった（表2）。

表1 患者背景

	椎間板性腰痛群 （n＝42）	コントロール群 （n＝30）	p
年齢	53.4±16.2	71.1±9.4	＜0.0001*
年齢≧65（%）	12（16.7）	22（30.1）	0.0002*
女性（%）	15（35.7）	7（23.3）	0.26
BMI（kg／m²）	24.2±3.2	24.9±2.7	0.36
喫煙習慣（%）	9（21.4）	6（20.0）	0.88
NRS	6.2±2.3	6.2±1.7	0.99
ODI	37.2±13.3	37.8±9.9	0.84

＊：p＜0.05　　　　　　　　　　　　　　　　　　　　　　　　　　（文献11より引用）

表2 問診項目

	椎間板性腰痛群 （n＝42）	コントロール群 （n＝30）	p
長時間坐位での腰痛（%）	35（83.3）	9（30.0）	＜0.0001*
長時間坐位から立ち上がり時の腰痛（%）	35（83.3）	11（36.7）	＜0.0001*
長時間坐位でもぞもぞ動く（%）	33（78.6）	15（50.0）	0.011*
洗面動作時の腰痛（%）	31（73.8）	6（20.0）	＜0.0001*
前屈時の腰痛（%）	22（52.4）	2（6.7）	＜0.0001*

＊：p＜0.05　　　　　　　　　　　　　　　　　　　　　　　　　　（文献11より引用）

表3 年齢調整オッズ比

	オッズ比	95%信頼区間	p	整数値
長時間坐位での腰痛	10.5	3.3-39.4	＜0.0001*	11
長時間坐位から立ち上がり時の腰痛	8.5	2.7-31.9	0.0002*	9
長時間坐位でもぞもぞ動く	4.0	1.3-13.7	0.016*	4
洗面動作時の腰痛	10.8	3.3-41.3	＜0.0001*	11
前屈時の腰痛	11.8	2.8-82.2	0.0004*	12

＊：p＜0.05　　　　　　　　　　　　　　　　　　　　　　　　　　（文献11より引用）

次に，5項目の年齢調整オッズ比を計算すると，それぞれ「長時間の坐位で腰痛が出現する」：10.5，「長時間の坐位のあと，立ち上がり時に腰痛が出現する」：8.5，「長時間の坐位でもぞもぞ動く」：4.0，「洗面動作で腰痛が出現する」：10.8，「前屈で腰痛が出現する」：11.8であった（表3）。各整数値は順に11，9，4，11，12で合計47となり，ROC解析を行うとカットオフ値は31，Area Under the ROC Curve（AUC）0.92302，感度100%，特異度71.4%であった。

3）考察

両群間の背景には年齢以外に有意差がなかったため，年齢調整オッズ比を求めることにより

各5項目について比較検討した。5項目とも有意にD群に多くみられたが，特に「長時間坐位での腰痛」「洗面動作時の腰痛」「前屈時の腰痛」の3項目は年齢調整オッズ比が10以上であった。これらの結果は，坐位や立位での前屈位では椎間板内圧が上昇していることが関係している可能性がある[12]。また，「長時間坐位での腰痛」「長時間坐位からの立ち上がり時の腰痛」「長時間坐位でもぞもぞ動く」の3項目では，いずれも坐位という同一肢位を長時間継続している点が共通している。これは，同一姿勢の持続は椎間板変性の進行と関係がある，という過去の報告と関連がある可能性がある[13]。本研究で求めたカットオフ値が31（合計47点）であることから，5項目中4項目以上が該当した場合はすべて，「長時間坐位でもぞもぞ動く」を含まない3項目が該当した場合には，椎間板性腰痛である可能性が高い。

4) 結論

椎間板性腰痛では，「長時間坐位での腰痛」「長時間坐位から立ち上がり時の腰痛」「長時間坐位でもぞもぞ動く」「洗面動作時の腰痛」「前屈時の腰痛」が特徴的であり，これらの項目に関する病歴聴取は椎間板性腰痛の診断に有用であった。

3. 椎間板性腰痛の治療の実際

椎間板性腰痛に対する治療は，一般的には保存的治療が適応とされている。その理由として，椎間板性腰痛が可逆的な腰痛であり自然予後が悪くないとされていること，手術治療に対する効果に不確定要素が大きいことが挙げられる。特に後者については，現時点では椎間板性腰痛の診断自体にまだ不確定要素があるため，手術治療を行った対象が本当に椎間板性腰痛だったのか？という問題が解決されていない。

1) 運動療法

腰痛に対する運動療法はアライメント指導・体幹強化・ストレッチ・全身運動（有酸素運動）が基本となるが，セルフマネジメントの重要性やその方法に関する患者教育も大切であり，健康行動の変容を促す方法も注目されている[14]。運動療法に関するプログラム（メニュー，頻度，期間など）において統一見解はないように思われるが，実際には患者が継続的に実施可能なシンプルかつ合理的な運動療法が重要である。

ストレッチとしては，腰椎の隣接部位である胸椎・股関節の柔軟性を高める必要がある。椎間板性腰痛に特異的な運動療法ではないが，慢性腰痛に対する運動療法として，松平らは腰椎伸展ストレッチを基軸とした「これだけ体操」を開発した[15]（図3）。対象が椎間板性腰痛に限定された研究ではないが，慢性腰痛のある介護職員を対象にした研究で「これだけ体操」の集団指導の有効性が示された[16, 17]。慢性腰痛の約4割を占めるとされる椎間板性腰痛に対しては，腰椎伸展ストレッチで前弯をつくることにより，荷重軸が前方の椎間板から後方の椎間関節へ移行して椎間板にかかる圧が低下する機序が推測される。

全身運動（有酸素運動）は，運動耐容能低下予防の観点だけでなく，脳科学的な痛みを抑制する作用（exercise-induce hypoalgesia）も期待される[18]。

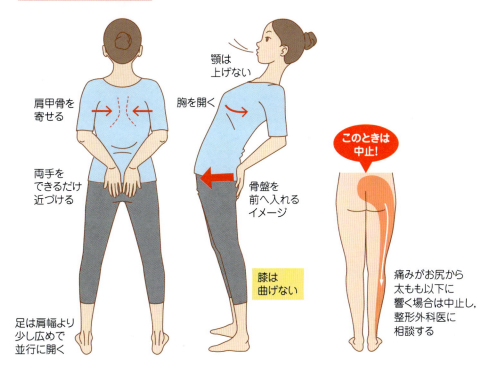

図3 「これだけ体操」
立位で肩幅に両足を開き，両手を両臀部に当てる。顎を引き，膝を曲げずに骨盤を前に押しだし，3秒間キープする。
(松平浩氏ご提供の資料をもとに作成)

2) 薬物療法

非ステロイド性抗炎症薬 (NSAIDs)，アセトアミノフェン，トラマドール塩酸塩，抗うつ薬，ワクシニアウイルス接種家兎炎症皮膚抽出液などが使用される。椎間板性腰痛を含む慢性疼痛に対する薬剤の開発は今後も続くことが予想され，投薬の選択肢が広がることが期待される。

① NSAIDs

NSAIDsは消化器系などの副作用リスクを勘案し，長期投与は避けるべきである。COX-2阻害薬であるセレコキシブのほうが消化管胃潰瘍のリスクは低い。

②アセトアミノフェン

アセトアミノフェン（1回最低600mg）は腎機能低下がある場合にも使用しやすい。肝障害に留意する必要はあるが，最大1日投与可能量は4,000mgである。薬局で購入可能な市販の鎮痛薬に多く含まれる成分であり，投与量超過に注意を払う必要がある。

③トラマドール塩酸塩

トラマドール塩酸塩は慢性疼痛・難治性疼痛に適応のある弱オピオイドである。パーキンソン病治療薬のセレギリン塩酸塩とは併用不可。内服開始初期には薬剤が中枢神経に作用する

ために悪心・嘔吐の副作用を呈することがある。1回25mgの低用量からの開始，内服開始後1～2週は制吐薬を併用，胃に直接副作用が生じているわけではない由の患者説明，などが大切である。

維持量は1日100～300mgで，1日4回分割投与する。1日1回投与が可能な徐放性製剤もある。最大1日投与可能量は400mgである。アセトアミノフェンとの配合剤（トラマドール塩酸塩37.5mg＋アセトアミノフェン325mg）も使用しやすい。

④抗うつ薬

抗うつ薬には，下行性疼痛抑制系の賦活による疼痛の軽減の機序が考えられている。セロトニン・ノルアドレナリン再取り込み阻害薬（serotonin noradrenaline reuptake inhibitor；SNRI）であるデュロキセチン（夕食後20mgより開始）が用いやすい。元来，うつ病とともに糖尿病性神経障害に用いられてきた薬剤であり2016年に「慢性腰痛症」の病名が適応に加えられた。

⑤ワクシニアウイルス接種家兎炎症皮膚抽出液

ワクシニアウイルス接種家兎炎症皮膚抽出液も下行性疼痛抑制系の賦活を作用機序とする。副作用がきわめて少ないため，長期投与における安全性が高いことが利点である。

3）椎間板ブロック注射

ステロイドを含む椎間板ブロック注射の効果に関する無作為前向き研究では，有効であったという報告[19]と，生理食塩水を注射した群と差がなかったという報告[20]がある。頻回の椎間板穿刺が椎間板変性を促進する可能性があること[21]，感染性椎間板炎を惹起する可能性があることから，治療目的に椎間板ブロック注射を繰り返すのは避けたほうがよい。

4）椎間板内焼灼療法

椎間板を穿刺してカテーテルを挿入し，高周波熱凝固装置による熱で椎間板内に侵入した神経を変性させ，膠原線維の収縮により除痛を期待する方法（intradiscal electrothermal therapy；IDET）である[22]。Luらによるシステマティックレビューでは，一般的な椎間板性腰痛すべてに効果があるわけではないようだと記載されているが，未解明な点も多いと思われる[23]。わが国では現時点で保険診療として認可されていない。

5）手術：椎体間固定術

システマティックレビューにおいても，椎間板性腰痛に対する固定術が保存療法と比較して有効という報告[24]と，保存療法と比較して優位性はないという報告[25, 26]が混在する。手術は，進入経路により前方椎体間固定術と後方椎体間固定術に大別される。

前方椎体間固定術は進入経路が側腹部であるため，背部の傍脊柱筋を損傷しないという利点がある。最近では，小皮切でより低侵襲に前方椎体間固定を行うことが可能なデバイスが開発され使用されている。

後方椎体間固定術においても可能な限り傍脊柱筋を損傷しないように，経皮的椎弓根スクリュー（percutaneous pedicle screw；PPS）の使用などの工夫がなされている。

症例　51歳，男性

下肢痛を伴わない慢性腰痛があり，前医から処方のプレガバリン450mg／日＋トラマドール・アセトアミノフェン合剤4錠／日＋ロキソプロフェン3錠／日を内服しても腰痛コントロールが困難なため当院紹介受診。L3/4椎間板に変性がみられた（図4，5）。再現痛がみられ，椎間板ブロック注射により短時間ではあるが腰痛が消失した（図6）。その後，L3/4後方椎体間固定術を行った（図7）。術後早期から腰痛改善がみられ，術後1カ月ですべての内服薬を中止できた。術後5年では椎体間癒合が完成している（図8）。腰痛再発なく経過している。

■ 椎間板症に対する椎体間固定術—1椎間のみで？

筆者は椎間板症に対する椎体間固定術を1椎間行って，腰痛が悪化した2例を経験した。この2例では，他の高位の椎間板ブロックを行って腰痛が著しく軽減し，その椎間板に固定術を追加することで腰痛はほぼ消失した。振り返ると，初回の椎間板ブロックでの腰痛の軽減率は50％以下であった。椎間板ブロックによる腰痛の軽減率は少なくとも60～70％程度は必要であると考えている。　　（稲波弘彦）

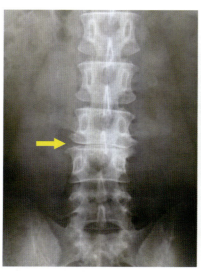
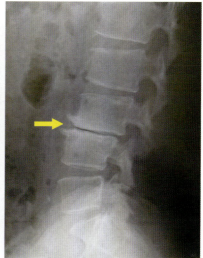

図4　術前のX線像
L3/4椎間に変性がみられる。ODI (Oswestry Disability Index) 48/100, RDQ (Roland-Morris Questionnaire) 14/24, NRS (Numerical Rating Scale) 6/10。

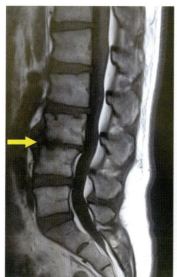
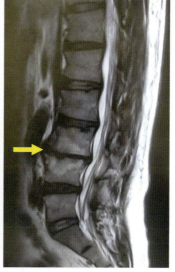

図5　術前のMRI像（左：T1強調画像，右：T2強調画像）
L3/4椎間にPfirrmann分類Grade5の椎間板変性がみられる。また，Modic Type 1（T1強調画像低信号・T2強調画像高信号）の終板変化がみられる。椎間板ヘルニアや脊柱管狭窄はみられない。

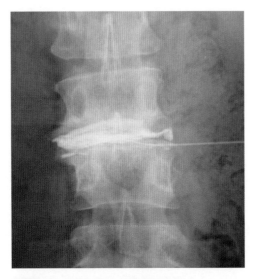

図6 L3/4椎間板の椎間板造影像

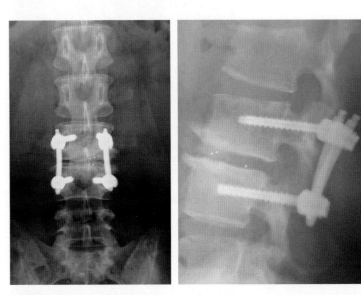

図7 手術直後のX線像

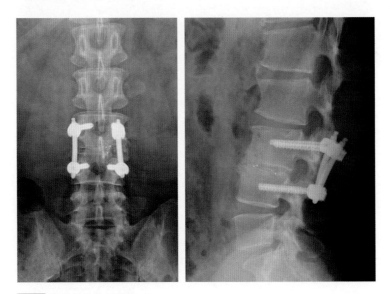

図8 術後5年のX線像
ODI2/100, RDQ 0/24, NRS 0/10。

6）手術：人工椎間板置換術

コクランレビューによると，この手術の成績は固定術と同等とされているが[27]，わが国では現時点で認可されていない。

◉ 文 献

1) Fujii T, et al:Prevalence of low back pain and factors associated with chronic disabling back pain in Japan. Eur Spine J. 2013;22(2):432-8.

2) Schwarzer AC, et al:The prevalence and clinical features of internal disc disruption in patients with chronic low back pain. Spine. 1995;20(17):1878-83.

3) 篠原寛休:腰部椎間板障害の研究 特に椎間板内神経終末の組織学的検討. 日整会誌. 1970;44(8):553-70.

4) Pfirrmann CW, et al:Magnetic resonance classification of lumbar intervertebral disc degeneration. Spine. 2001;26(17):1873-78.

5) Cheung KM, et al:Prevalence and pattern of lumbar magnetic resonance imaging changes in a population study of one thousand forty-three individuals. Spine. 2009;34(9):934-40.

6) Endean A, et al:Potential of magnetic resonance imaging findings to refine case definition for mechanical low back pain in epidemiological studies:a systematic review. Spine. 2011;36(2):160-9.

7) Tonosu J, et al:The relationship between findings on magnetic resonance imaging and previous history of low back pain. J Pain Res. 2016;10:47-52.

8) Tonosu J, et al:The associations between magnetic resonance imaging findings and low back pain:A 10-year longitudinal analysis. PLoS One. 2017;12(11):e0188057.

9) Eck JC, et al:Guideline update for the performance of fusion procedures for degenerative disease of the lumbar spine. Part 6:discography for patient selection. J Neurosurg Spine. 2014;21(1):37-41.

10) Young S, et al:Correlation of clinical examination characteristics with three sources of chronic low back pain. Spine J. 2003;3(6):460-5.

11) Tonosu J, et al:Diagnosing Discogenic Low Back Pain Associated with Degenerative Disc Disease Using a Medical Interview. PLoS One. 2016;11(11):e0166031.

12) Nachemson AL:Disc pressure measurements. Spine. 1981;6(1):93-7.

13) Adams MA, et al:The effect of posture on the fluid content of lumbar intervertebral discs. Spine. 1983;8(6):665-71.

14) Skolasky RL, et al:Health behavior change counseling in surgery for degenerative lumbar spinal stenosis. Part I:improvement in rehabilitation engagement and functional outcomes. Arch Phys Med Rehabil. 2015;96(7):1200-7.

15) 松平 浩, 他:腰痛予防のエクササイズ 労働者に対する私の方法. MB Medical Rehabilitaion. 2016;198:63-9.

16) Matsudaira K, et al:Can standing back extension exercise improve or prevent low back pain in Japanese care workers? J Man Manip Ther. 2015;23(4):205-9.

17) Tonosu J, et al:A population approach to analyze the effectiveness of a back extension exercise "One Stretch" in patients with low back pain:A replication study. J Orthop Sci. 2016;21(4):414-8.

18) 松原貴子. 運動による疼痛抑制の神経メカニズム（解説）. ペインクリニック. 2014;35(12):1655-61.

19) Cao P, et al:Intradiscal injection therapy for degenerative chronic discogenic low back pain with end plate Modic changes. Spine J. 2011;11(2):100-6.

20) Khot A, et al:The use of intradiscal steroid therapy for lumbar spinal discogenic pain:a randomized controlled trial. Spine. 2004;29(8):833-6.

21) Carragee EJ, et al:2009 ISSLS Prize Winner:Does discography cause accelerated progression of degeneration changes in the lumbar disc:a ten-year matched cohort study. Spine. 2009;34(21):2338-45.

22) Pauza KJ, et al:A randomized, placebo-controlled trial of intradiscal electrothermal therapy for the treatment of discogenic low back pain. Spine J. 2004;4(1):27-35.

23) Lu Y, et al:Nonoperative management of discogenic back pain:a systematic review. Spine. 2014;39(16):1314-24.

24) Phillips FM, et al:Lumbar spine fusion for chronic low back pain due to degenerative disc disease:a systematic review. Spine. 2013;38(7):E409-22.

25) Wang X, et al:Meta-analysis of randomized trials comparing fusion surgery to non-surgical treatment for discogenic chronic low back pain. J Back Musculoskelet Rehabil. 2015;28(4):621-7.

26) Bydon M, et al:Lumbar fusion versus nonoperative management for treatment of discogenic low back pain:a systematic review and meta-analysis of randomized controlled trials. J Spinal Disord Tech. 2014;27(5):297-304.

27) Jacobs WC, et al:Total disc replacement for chronic discogenic low back pain:a Cochrane review. Spine. 2013;38(1):24-36.

エキスパートコメント

高野裕一

1980年代のCTと1990年代のMRIの臨床への実用化により，脳・脊髄・神経疾患に対する画像評価にパラダイムシフトが起こった。以降，脊椎外科医はデルマトームと脱落症状などにより，神経症状を呈する脊椎疾患の画像診断に果敢に挑戦し，それに伴い治療も進化している。しかし近年，腰痛や神経痛などの疼痛が社会活動に大きく影響することが問題となっており，痛みを画像でとらえようと模索しているが不十分である。腰痛の診断は依然確立されていないが，診察・画像・質問票など様々なアプローチがあり，それらを複合することにより椎間板性腰痛の診断・治療には光がみえはじめている。今後も，腰痛を中心とした疼痛の診断には，診察と画像診断を基本とした上で，各種ブロックを多用した局在診断学が必須と考える。

1章　円筒形レトラクターを用いた脊椎内視鏡手術

7 内視鏡支援脊椎手術
①円筒形レトラクターでの腰椎椎体間固定術操作
—— MED，MELの次のステップとしての手術手技

齊木文子

1. 腰椎椎体間固定術の利点と問題点

腰椎椎体間固定術（posterior lumbar interbody fusion；PLIF）は1943年にCloward
によって報告されて以来，腰椎変性疾患の治療に広く用いられてきた有用な治療方法であ
る[1]。しかし，その手術操作に傍脊柱筋の広範な剥離が必要であることが長年にわたっての大
きな課題であった。2003年にFoleyらがMI-TLIF（minimally invasive transforaminal
lumbar interbody fusion）を報告した[1]が，これは筋間アプローチで22mmの円筒形レ
トラクターを挿入して，直視下に除圧からケージ挿入を行うもので，医原性の軟部組織ダ
メージを大きく減らすことに成功した。その後もこの方法での良好な手術成績の報告が続
いている[2~4]。

1）利点

当施設では内視鏡補助下腰椎後方椎体間固定術（microendoscope assisted posterior
lumbar interbody fusion；ME-PLIF）を2008年から行い，良好な成績を得ている。こ
れは18mm円筒形レトラクターを使って除圧からケージの挿入までをすべて内視鏡下に行
うという方法で，一番の利点は何と言っても内視鏡下操作のため，全行程において明るく良
好な視野が得られることである。また，軟部組織の温存も可能で，患者の術後身体的負担が
軽い。

> ※注：一般的にPLIFは椎間関節内側の一部まで椎弓を切除して神経根と硬膜管を正中によせた
> 上で，両側からケージを挿入する手技をさす。一方，TLIFは片側の椎間関節を切除し，椎間孔
> スペースからケージを挿入する手技をさす[5]。本手技は片側の下関節突起すべてと上関節突起内
> 側を切除してケージを挿入するが，神経根と硬膜管の正中へのレトラクトは不可欠である。PLIF
> とTLIFの中間のような操作であるが，呼び名はPLIFに統一している。

2）問題点

懸念される問題点としては，安全にケージ挿入ができるのか，十分量の骨移植はできるのか，
などが挙げられる。これらに関しては，既に顕微鏡下では可能であると文献的にも報告され
ている[2]。ただし，この手技は内視鏡下椎間板切除術（microendoscopic discectomy；

MED），内視鏡下椎弓切除術（microendoscopic laminectomy；MEL）を確実に行う技術を有することが前提となるため，MED，MELの次のステップとして習得すべきである。

2. 手術の実際

ここでは最も一般的なL4/5レベルのME-PLIFの手技について述べていく。

1）皮膚切開のマーキング

覆布をかける前に術野に除圧，ケージ挿入用の皮切とPPS挿入用の皮切をマーキングしておく（図1）。

除圧・ケージ挿入用の皮切は，L4/5椎間板レベルの正中から症状側に向けて15～20mm程度外側に20mmの縦切開としている。

PPS挿入部位は正側面像で確認しているが，正面像で椎弓根の中心点から20mmの位置に20mmの縦切開としている。

2）セッティング

全身麻酔下に腹臥位とする。全例でMEPモニタリングを行っている。術者は症状側に立ち，その反対側から手術部位にfluoroscopeを設置する。術者はfluoroscopeの頭側に立ち，助手が尾側に立つ。

MED，MELのときは側面像のみを確認しているが，ケージ挿入と経皮的椎弓根スクリュー（percutaneous pedicle screw；PPS）挿入のため，適時正面像も確認する。

覆布かけは，fluoroscopeを正面で術野に設置した状態で覆布を清潔テープで貼りつけることによって，覆布下でfluoroscopeを清潔なまま側面から正面像へと動かすことができる（図2A，2B）。

除圧からケージ挿入までは側面の状態にしておくので，fluoroscopeが操作の邪魔になることもない。METRx™（Medtronic Sofamor Danek社）の把持機をfluoroscopeの尾

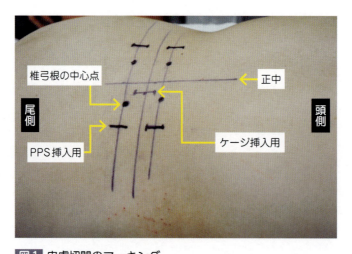

図1 皮膚切開のマーキング
消毒前に皮膚切開のマーキングを行う。

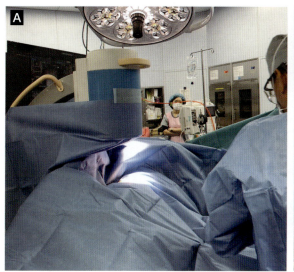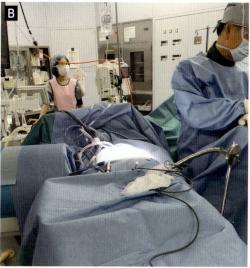

図2 fluoroscope 正面（A）・側面（B）
穴開きの覆布の頭側をfluoroscopeに清潔テープで貼りつける。覆布の尾側は術者側に設置した器械台に貼りつける。

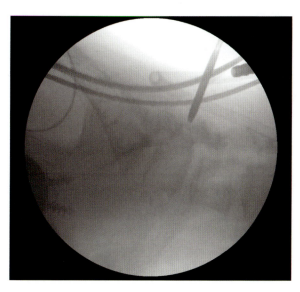

図3 ダイレーション
ダイレーターで椎弓上の軟部組織を十分releaseしておく。図は，L4椎弓下縁の軟部組織を剝離している像。ダイレーターで触って透視で確認し，orientationを確かめる。

■ フレキシブルアームの締め強度

筆者は，フレキシブルアームはゆるく締めて，ノミや鉗子，鋭匙などで容易に動かせるようにしている。このやり方の利点は，広い範囲を手術できることである。一方で，円筒形レトラクターが勝手に動いて，術者の意図しない方向に向いてしまう欠点がある。これを避けるためには，円筒形レトラクターを挿入した時点で，その位置と方向が適正であることを確認する必要がある。適正な位置にない場合は，皮膚や筋膜を切り直すべきである。

（稲波弘彦）

側，術者側の手術台に設置する。

3) 円筒形レトラクターの設置

筋膜まで尖刀で皮膚切開したあと，透視下に鈍的にダイレーションを行う。最も細いダイレーターでよく椎弓を触れることによって，筋層を椎弓から剝離するだけでなく自分の中での解剖学的イメージがつき，disorientationを防ぐことができる（図3）。

L4椎弓を棘突起の立ち上がり部分から下関節突起にかけて十分触れたあと，facetを確認し，その後ダイレーターの手元側を頭側に傾けてL5椎弓の頭側を触れ，黄色靱帯の浅層を椎弓から剝がすつもりで軟部組織を十分剝離していく。ダイレーション後，18mmの円筒形レトラクターを設置する。

4) 除圧

円筒形レトラクターを少し内側に傾けて，まずinterlamina spaceを確認，バイポーラで椎弓上に残っている筋層を焼灼切除し，L4椎弓尾側とL5椎弓頭側を十分露出する。安全に操作を行うためには視野内のorientationが十分ついていることが不可欠である。facetは関節包で覆われており，これは内視鏡下で白くてらてら光るのでorientationをつける一助になる(図4)。

4mm幅の両刃ノミ(図5上)でL4椎弓下縁と下関節突起の切除をpiece by pieceに行う(図6)(☞1章2)。一塊に切除すると円筒形レトラクターから骨片を摘出できないので注意する。L4椎弓の下縁は黄色靱帯付着部を超えて1～2mmまで切除すると，PLIF操作の際にケージをスムーズに挿入できる。安全にケージの挿入を行うには，下関節突起は完全に切除することが必要である。

続いて現れたL5椎弓上縁と上関節突起を曲がりケリソン骨鉗子(図5下)あるいはノミで切除すると(図7)，黄色靱帯が切除できL5 rootが現れる。rootの可動性を得るために，ボールプローベで確認しながらケリソン骨鉗子でrootに沿って十分な除圧を行う。

注意点

下関節突起を落とすと，18mmの円筒形レトラクターが腹側に向けて落ち込み，硬膜を押

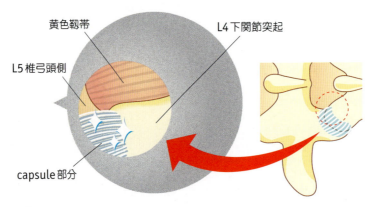

図4 関節包の見え方
光源の光を受けて，内視鏡下に関節包がてらてらと白く光る。

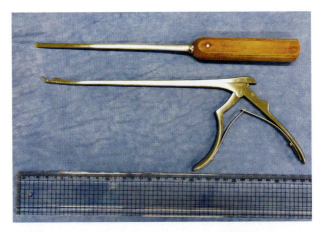

図5 4mm幅ノミ(上), 曲がりケリソン骨鉗子(下)

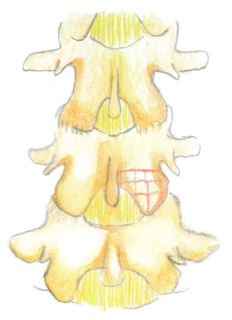
図6 L4椎弓下縁と下関節突起の切除
ノミとパンチでpiece by pieceに切除する。

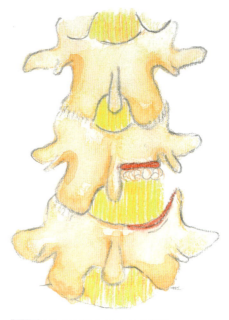
図7 L5上関節突起の部分切除

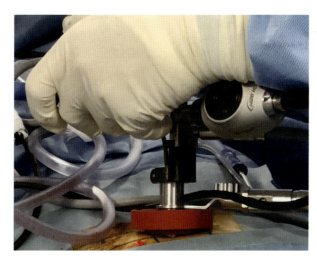
図8 ストッパーの接続
ゴム製の円盤状ストッパーにはスリットが入っていて，そこからレトラクターに接続する。

すことがある．必ず円筒形レトラクターの一部がL4椎弓かL5椎弓に接触して，腹側に落ち込まないように意識する必要がある．場合によっては20mmの円筒形レトラクターに入れ替えるか，円筒形レトラクター基部にストッパーを接続する(図8)．

5) 椎間板郭清

十分な除圧を行ったあとに椎間板内操作に移る．
左手にレトラクター付きの吸引管（サクションレトラクター），右手にペンフィールドを持ち（右利きの場合），吸引管とペンフィールドで硬膜管とL5神経根をゆっくりかつじっくりと正中に向けてレトラクトして椎間板を露出させる（retractionをゆっくりと繰り返すことで，徐々に神経根の可動性が増していく）．L5上関節突起をしっかり切除していればレトラクトは軽度ですむが，まったくレトラクトしないで操作することはほぼ不可能である．
硬膜外静脈叢をバイポーラで適宜焼灼止血する(図9)．

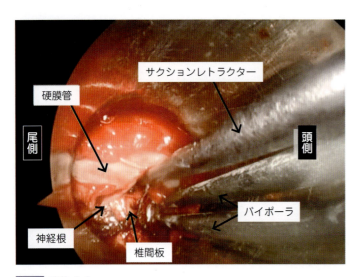

図9 焼灼止血
硬膜外の操作ではバイポーラの電位を下げる。

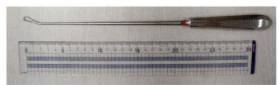

図10 リングキュレット
持ち柄が長く厚みがないリングキュレットを使用している。

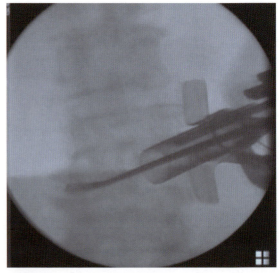

図11 キュレットによる郭清
十分な骨移植を行うため，対側の椎間板も確実に郭清する。

椎間板上の静脈叢は，バイポーラで血管を椎間板に押し当てることができるので焼灼しやすいが，椎間板より尾側の椎体後縁ではバイポーラを押し当てる先が硬い骨となるため焼灼しづらい。焼灼止血が困難な場合は，シートタイプのインテグラン®などを使用して圧迫止血する。いずれにしても，いったん出血してから止血するよりは，静脈が見えた時点で丁寧に止血していくことで，無用な出血を防ぐことができる。

椎間板を十分露出させたら，専用メスを用いて線維輪を四角形に切開する。3mmパンチを用いて入り口を広げたあと，各サイズのスプレッダーで順にスプレッドしていく。椎間板操作の際の円筒形レトラクターの傾きは垂線から10〜15°程度で十分である。ケージの高さを決定したら，リングキュレットを用いて椎間板郭清を行う。通常のリングキュレットは内視鏡操作下には分厚すぎるため，専用のリングキュレットを作成し用いている（図10）。ここでは対側の椎間板も十分郭清することが必要で，場合によってはfluoroscopyで正面像を確認し，キュレットが対側まで十分届いていることを確認する（図11）。

郭清に関しては椎体軟骨下骨を損傷しないよう十分注意する。

キュレットによる郭清が終わったら椎間板内の圧洗浄を行う。MEDの際にも行っているが，吸引管を椎間板内に挿入して20mLシリンジを接続し，用手的に加圧洗浄することで残った椎間板内デブリを十分除去することができる。

6）骨移植

除圧の際に切除した局所骨を電動ボーンミルにてミル状にしたものを移植骨として使用し，

> ■ サクションでレンズを保護
>
> レンズが汚れると洗浄や汚れの拭き取りで手術時間延長の原因となる。大き目の組織を引きだす際には，サクションでレンズ先に組織が当たらないようにするとよい。
> （稲波弘彦）

足りない場合は顆粒状の人工骨を補填している。

ボーンファンネルを使用して対側から同側に向けて少しずつ，数回にわけて椎間板に十分量の骨移植を行う。偽関節を防ぐために，対側を含めてしっかり骨移植を行うことが重要である。この際，打ち込み操作とともに，円筒形レトラクターが腹側に落ち込み硬膜を押すことがあるので十分注意する。場合によっては径の大きな円筒形レトラクターに変更する。骨移植後，ケージ高より1mm小さいスプレッダーを用いて，移植骨を前方に向けてさらに押し込みケージ挿入位置を確保する。

7) ケージ挿入

ケージ内には自家骨を充填したブーメランタイプのものを好んで使用している。場合によっては弾丸型ケージも使用可能であるが，挿入時のコツが異なるので本項では割愛する。ここまでは術者1人での操作であったが，ここからは助手が必要となる。Love鈎で硬膜管とL5 rootを正中に向けてよけて，Love鈎とインサーターを術者が把持する。助手はインサーターをハンマーで叩いてケージを挿入する（図12）。

この時の円筒形レトラクターの傾きは垂線に対して10°程度である。

ケージの後面が椎体後縁より数mmまで叩き込まれたところで，fluoroscopyを正面に設置し，ケージが正中に達するまでさらにインパクターで叩いて進める。ケージが正中に達したら再びfluoroscopyを側面に戻し，マーカーを確認しながらケージの回転を開始する（図13）。

側面でマーカーが重なることでケージが前方に設置されたことを確認して，ケージ挿入を終了する。

術野を十分洗浄し，止血を確認して内視鏡下操作を終了する。ケージ挿入部あるいはルート外側の静脈叢からの出血が止まらない場合はフロシール®を散布する。ただし，血管などの出血点があり出血の勢いがある状況では，フロシール®を散布しても止血困難なこともあるため，できる限り焼灼止血や圧迫止血を行い，少しでも勢いを減じた上で使用することが望ましい。円筒形レトラクターを抜く際はゆっくりと引き，筋層の出血があれば適

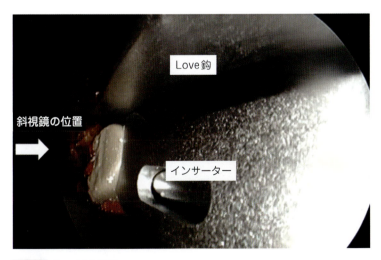

図12 ケージの挿入
ケージ挿入部分も内視鏡で観察できるよう斜視鏡の角度を調整する。

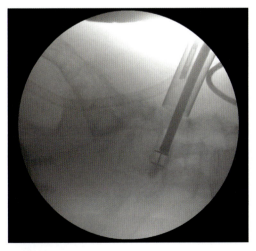

図13 ケージの回転
ケージが正中まで達したあとfluoroscopyを側面に戻し，マーカーを確認しながらケージをしっかり回転させる。

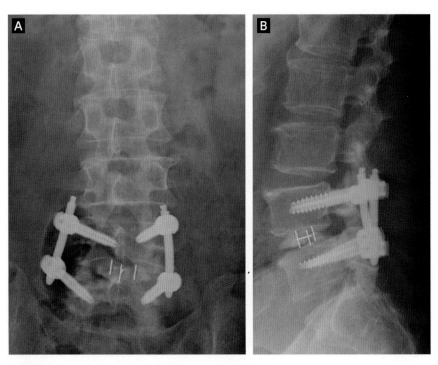

図14 L4/5 ME-PLIF術後正面像（A）・側面像（B）

宜バイポーラで止血する。

8) PPS挿入

L4，L5にPPSを挿入する。当施設では骨粗鬆症が強い症例には，以下に示すようにハイドロキシアパタイト（以下HA）を補塡している。

　①通常通りタップを行ったあとに，内筒を抜いた状態でHAインサーターをガイドワイヤー越しに挿入
　②さらに，もう1本のガイドワイヤーをインサーター越しに挿入
　③インサーターをいったん抜去し，2本のワイヤーのうちの1本に再挿入し，その後インサーターの中のガイドワイヤーを抜去
　④HAスティックを1本あるいは2本内筒で打ち込んだあとにインサーターを抜去
　⑤残った1本のガイドワイヤー越しに，通常通りもう一度タップし，PPSを挿入する

その後，椎体間にcompressionをかける。ロッドが筋膜の下に設置されていることを必ず確認する（図14）。最後に皮膚切開部分の止血を行う。止血が不十分であると，血腫によりPPS挿入部分の内圧が上がり，術後に激しい痛みを生じる。

ドレーンは3.5mm SBドレーンを内視鏡操作部分に1本設置している。

3. ME-PLIFについての考察

　前述したように，Foleyらが報告して以来[1]，MI-TLIFは低侵襲の椎体間固定の方法として多くの安定した成績が報告されてきた[2〜4]。オープンの術式と低侵襲手術とを比較すると，術後の腰部のVASが低侵襲手術群で有意に低いなど，後方軟部組織温存により高い術後成

績が得られていることは広く知られている[2]。

一方，腰椎椎間板ヘルニアに対するMEDは，さらにさかのぼって1997年にFoleyとSmithによって報告されて以来，広く世に広まり今やスタンダードとなっている治療方法と言える[6]。

筆者らはこの2つの利点を合わせることにより，さらに低侵襲でかつ手術ストレスも少ない方法を確立してきた。

1) 利点

利点が低侵襲であることは当然として，内視鏡下であるために十分な光量のもと良好な視野が得られること，直視下や顕微鏡と比較して内視鏡は術者の視点が円筒形レトラクター内に存在するため，レトラクターを自由自在に傾けることによって様々なアングルからの視点を得られることも挙げられる。また，顕微鏡と比較して術者の手が視野の妨げになることがないのも大きな利点である。

また，筆者らはME-PILFの術後成績について2011年に実施した46症例に2年間の追跡調査を行ったが[7]，これまでMI-TLIFで報告されてきた術後成績と比較して少ない出血量，手術時間の短縮を得られている。ただ，硬膜損傷に関しては，MI-TLIFについての他の報告と比較して高い傾向にある[2]。当施設では，全例内視鏡下に縫合ができ神経障害を呈した症例はなかったが，安全操作に際してさらに注意が必要である。

一方，従来法のPLIFと比較して低侵襲の椎体間固定は，椎間板内掻爬不足と骨移植量不足が懸念される。しかし，Parkらは従来法と比較して，MI-PLIFでも同等の強固な骨癒合が得られることを報告している[2]。筆者らの症例でも偽関節症例は生じていないが，それには徹底的な椎間板の郭清と十分量の骨移植が欠かせない。内視鏡はMETRx™の場合，蛇腹の角度をゆるめにして，円筒形レトラクターを動かしながら操作することによっていかようにも操作角度を変えることができるので，対側の郭清や骨移植にも有利である。

2) 課題

不利な点として，すべて内視鏡下に操作を行うため，2次元画面であること，手元と視野の乖離があることからdisorientationに陥りやすいことが挙げられる。learning curveに影響を及ぼすものとして，Wuらは内視鏡器械への精通・構造物の3次元性習得を挙げているが[8]，内視鏡技術の取得には術者は多くの時間と多大な努力を要する。筆者らはME-PLIFを始める1つの目安としてMED，MELを少なくとも100症例行い，除圧を安全に行う技術を身につけることが必要であると考えている。

また，安全に内視鏡下の操作を行うには確実にorientationがついていることが不可欠である。それにはまず，ダイレーションの段階でしっかり椎弓を触れながら軟部組織を椎弓から剥離して，その後パンチなどで骨を十分露出させることが大切である。しっかりorientationをつけてケージを挿入するのに十分な骨切除を行えば，安全な操作は可能である。当施設がME-PLIFを開始して10年が経とうとしている。昨今様々な低侵襲固定法が報告され，現在はlateral lumbar interbody fusion（LLIF）やoblique lumbar interbody fusion（OLIF）が世を席巻しているが，L5/S症例や腹部手術の既往など，後方アプローチ

を必要とするケースはまだ多い。ME-PLIFの習得は今後の後方手術において大変有意義であると考える。

● 文献

1) Foley KT, et al:Minimally invasive lumbar fusion. Spine (Phila Pa 1976). 2003;28 (15S):S26-S35.

2) Park Y, et al:Comparison of one-level posterior lumbar interbody fusion performed with a minimally invasive approach or a traditional open approach. Spine (Phila Pa 1976). 2007;32 (5):537-43.

3) Lee KH, et al:Clinical and radiological outcomes of open versus minimally invasive transforaminal lumbar interbody fusion. Eur Spine J. 2012;21(11):2265-70.

4) Peng CW, et al:Clinical and radiological outcomes of minimally invasive versus open transforaminal lumbar interbody fusion. Spine (Phila Pa 1976). 2009;34(13):1385-9.

5) Mobbs RJ, et al:Lumbar interbody fusion:techniques, indications and comparison of interbody fusion options including PLIF, TLIF, MI-TLIF, OLIF/ATP, LLIF and ALIF. J Spine Surg. 2015;1(1):2-18.

6) Foley KT, et al:Microendoscopic discectomy. Tech Neurosurg. 1997;3(suppl):301-7.

7) Inanami H, et al:Microendoscope-assisted posterior lumbar interbody fusion:a technical note. J Spine Surg. 2018;4(2):408-13.

8) Wu X, et al:Microendoscopic discectomy for lumbar disc herniation:surgical technique and outcome in 873 consecutive cases. Spine (Phila Pa 1976). 2006;31(23):2689-94.

**エキスパート
コメント**

湯澤洋平

当施設では，後方椎体間固定術のほぼ全例を内視鏡下に行っている。内視鏡下の椎間関節切除，ケージ挿入を曲芸的手技であり傷の小ささだけに固執していると思う人がいるかもしれないが，この手技に習熟した術者にとってはオープン手技よりもやりやすい面が多い。たとえば，筋組織を骨から剥離する操作が必要なく容易に椎弓間へ到達できる。また，最近の内視鏡の解像度はすばらしく，影もないため明るく拡大されたきれいな術野を得られる。そして患者さんのメリットも多く，多椎間固定も除圧後再手術としての椎体間固定も内視鏡下で可能であり，その場合も輸血が必要になることがまずないし，手術部位感染症の発生頻度が従来法より低い。短所として手技を習得することがやや難しいことや，高度変性・変形脊椎への対処の困難さもあるが，術者と患者双方にメリットの大きな術式であり，今後標準的な術式になるべき手技であると考えている。

1章　円筒形レトラクターを用いた脊椎内視鏡手術

7 内視鏡支援脊椎手術
②脊椎内視鏡支援ACDF
──その利点と手術手技の実際

馬場聡史

脊椎内視鏡手術は，特に腰椎後方手術で近年急速に発展し普及した手術手技である。その背景には低侵襲化という大きなメリットがあるが，術野に近い視点からの観察が可能であること，術者以外の助手や介助看護師などもモニターを通して術野の情報を共有できるなどのメリットもある。ACDF（anterior cervical decompression and fusion）は，視野を十分確保するために通常は拡大鏡や顕微鏡下に行うことが一般的であるが，筆者らは通常の展開をしたのち，脊椎内視鏡支援下にヘルニア切除を行っている。その有用性や問題点などを検討したので報告する。

1. 内視鏡の頚椎手術への応用

脊椎内視鏡手術で用いられる硬性手術用スコープは，当初「腰の観察，診断，治療に用いる内視鏡をいう。人工開口部から挿入する。」という定義で医療機器登録されていたため，頚椎への応用については，正式には適応外使用となっていた。しかし，2015年に厚生労働省から「人工開口部から挿入し，主に腰やその他の脊椎等の観察，診断，治療に用いる内視鏡をいう。ただし，中枢神経系に使用されるものを除く。」（薬食発0325第11号）という定義の訂正がなされたことで，頚椎にも応用しやすい環境になった。

2. 内視鏡手術の適応

1）患者側の因子

頚椎椎間板ヘルニアでACDFの適応がある症例のうち，ヘルニアの骨化を認めたものは除いて，内視鏡支援下ACDFの適応と考えている。1椎間のACDFが望ましいが，複数椎間でも可能である。椎体部分切除を伴う内視鏡支援下手術の経験はまだない。

2）術者側の因子

通常のACDFの経験および腰椎後方の内視鏡手術の経験があれば，特に新たな技術は必要ではない。内視鏡支援下手術で手術遂行が困難な状況になれば，その段階で通常の手術に切り替えればよい。

3. 手術の実際

1) 準備

全身麻酔下，仰臥位とする。神経モニタリング下に手術を行う（☞1章9）。肩枕を入れて頚椎をやや伸展位とし，反回神経麻痺を予防するべく通常は左側からアプローチをすることが多いので，頭部をやや右へ回旋した状態とする。透視にて手術高位を確認する。下位頚椎で肩がかぶってしまうときには，テープなどで肩を下方に牽引する。術中透視で頚椎側面像が確認できるように設置する（図1A）。術者は進入側で透視装置のアーム部分尾側に立つことが多い。内視鏡，透視，神経モニタリング装置の画面を術者から見やすい対側に設置するが，展開時には対側に助手がいたほうが望ましいので，術野展開して円筒形レトラクターを設置後に最終的な配置とする。

2) アプローチ

透視にて目的椎間を確認（図1B），約3cmの皮膚切開を行い（図1C），Smith-Robinson法に準じたアプローチで展開する。頚長筋を左右に剥離して，椎体前面を露出し，TRIM-LINE®開創器で視野を確保する。透視にて目的椎間板であることを確認し，直視下に椎間板の処理を開始する。

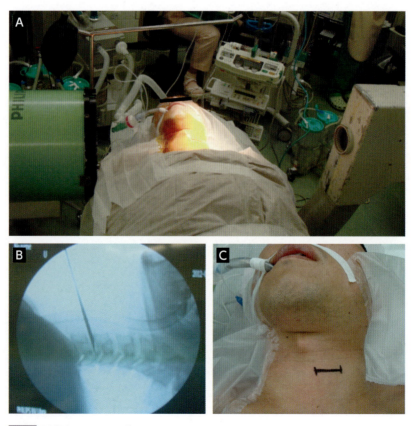

図1 手術セッティング
A：常に頚椎側面像を確認できるように透視を設置する
B：透視にて目的椎間を確認し，延長線上に皮膚切開をおく
C：皮膚皺襞に沿う約3cmの皮膚切開

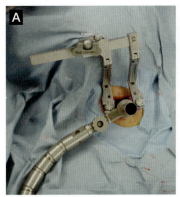
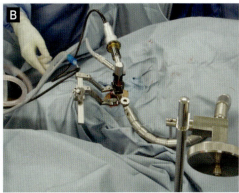
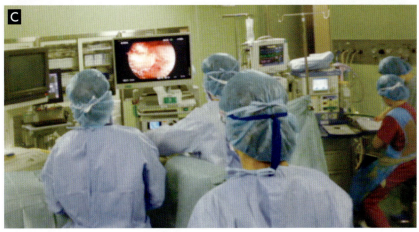

図2 円筒形レトラクターおよび内視鏡の設置
A：開創器で確保された間隙に円筒形レトラクターを設置する
B：内視鏡カメラを設置し，目的椎間板腔の視野を得られるようにする
C：手術助手や麻酔科医師，看護師もモニターで術野の状況を共有でき，術野を覗き込む必要がない

3）円筒形レトラクター設置

フレキシブルアームを対側に設置して，開創器で確保された間隙に径16mmでスタンダードの円筒形レトラクターを設置する（図2A）。内視鏡カメラを設置するが，目的椎間板腔の延長線上に円筒形レトラクターの設置を行うことが，良好な視野を確保する上で重要である（図2B）。一度内視鏡を設置してしまえば，モニター画面を通して術者，助手，麻酔科医師，看護師が術野の情報を共有できる（図2C）。録画することにより，詳細な手術時状況を記録することができる。狭い術野を覗き込む必要がなく，無理な姿勢になることもなく，落下細菌の軽減も期待できる。

4）ヘルニア切除，軟骨性終板郭清（図3，動画1）

内視鏡下に残存椎間板を掻把する。椎間が狭い場合は，ヘルニア鉗子などを椎間に平行に挿入して操作を行う。通常手術ではCasper開創器などを利用して椎間開大を図るが，内視鏡下との併用は困難であるため，操作に難渋する場合のみ，円筒形レトラクター内に8mm幅のノミを挿入し，90°回転させて椎間を開大させる工夫をしている。後縦靱帯を確認，ヘルニア門からヘルニア塊を摘除する。脊柱管に近い部分の操作では，視野を確保する上でショートの円筒形レトラクターを使用するほうが望ましい。最後に軟骨性終板を郭清して母床を作

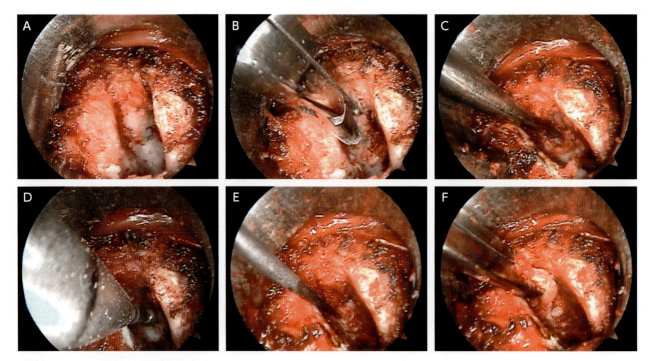

図3 ヘルニア切除時の内視鏡画像
A：目的椎間板腔を確認
B：残存椎間板を処理
C：軟骨性終板を切除
D：椎体後方の骨切除
E：剝離子でヘルニア塊を確保
F：鉗子でヘルニア切除

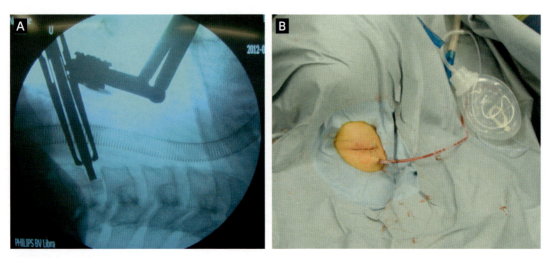

図4 ケージ設置・閉創
A：人工骨を充塡したケージを透視下に設置
B：筋層下にドレーンを1本留置して閉創

成する．洗浄後，止血を確認できたら，円筒形レトラクターは開創器内から取り除く．

5）ケージ設置～閉創

内視鏡を外した状態で，人工骨を充塡したケージを挿入する（図4A）．透視にて位置を確認．筋層下に吸引ドレーンを留置して，止血確認後に各層を閉創する（図4B）．

4. 術後療法

頚椎ソフトカラーを着用して，術翌日には離床を開始。ドレーンは術後2日目に抜去。外固定は術後3カ月まで着用としている。

症例	40歳，男性

C5/6頚椎椎間板ヘルニア（図5）。

5. 術後成績

当院では2010年8月〜2016年8月に頚椎椎間板ヘルニアの症例（41例）に対して，内視鏡支援下ACDFを施行した。男性28例，女性13例，平均年齢48.8（27〜75）歳，1椎間の症例が40例，2椎間の症例が1例であり，高位はのべC3/4が3例，C4/5が12例，C5/6が23例，C6/7が4例であった。手術時間は平均85分（59〜145分），出血量は平均6mL（0〜50mL）であった。周術期合併症を2例に認め，術後進入側の一時的な眼瞼下垂，術後ケージ脱転による後日再手術例が1例ずつあったが，内視鏡下創操作による合併症は認めなかった。

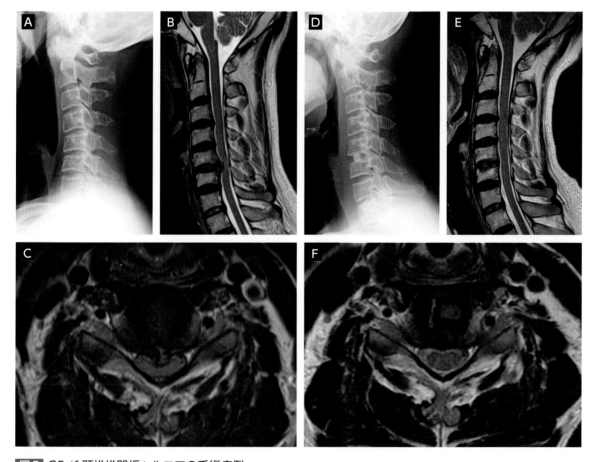

図5 C5/6頚椎椎間板ヘルニアの手術症例
A〜C：術前（C5/6高位で椎間板突出あり，脊髄圧迫の所見），D〜F：術後（ヘルニアは切除され，ケージも至適位置に設置）

6. まとめ

1) 手術報告

頚椎前方ヘルニア切除を内視鏡下に行ったのは，AhnらがPELDでの前方椎間板切除について2005年に報告したものが最初である[1]。この報告では，椎間板についてはYAGレーザーにて焼灼処理するにとどまり，臨床的には大きな問題はなかったが，術後に約11.2%の椎間板減高が起こったと報告している。

Tanらは2008年に，MEDを利用して2cmの小皮切にてケージを用いた内視鏡下前方除圧固定術について報告している[2]。従来法と比較して，創部が小さくすみ，術中の視野が良好であり，術後の回復が早いことを報告しているが，術後血腫の合併症が1例あったと報告している。

YaoらはMEDを利用して67症例の内視鏡下前方除圧固定術を行い，術中の合併症は1例もなく，椎間板高を平均18.7%かさ上げすることができ，骨癒合率は100%であったと良好な術後成績について報告している[3]。

さらにSolimanは2013年に，従来法とMEDを利用した内視鏡下前方除圧固定術のRCTについて報告しており，術後成績に大きな差はないものの，術後鎮痛薬使用量が少なく，嚥下障害・発声障害が少なく，在院日数が短く，外見上も有利であったと報告している[4]。

2) 内視鏡使用のリスクとメリット

近年のLIF手術において腸管損傷など致命的な合併症が起こりうることが問題視されてきたように，上記報告[3,4]にあるようなシリアルダイレーターを使用した小皮切での盲目的なアプローチはリスクが伴うことを忘れてはならない。頚椎の前方アプローチでは，周囲に気管や食道，頚動脈などの重要臓器があり，確率が低くても発生すると取り返しがつかない合併症の可能性があることから，筆者らは通常のアプローチにて展開をしたあとに，内視鏡を視野確保のためだけに使用してきた。顕微鏡ほどの精細な視野ではないものの，簡便に設置することができ，モニター画面上に術野を映すことが可能である。

稲波らは，XLIF手術時に同様の内視鏡支援を行い，術者だけでなく助手や直介の看護師が同一画面で手術視野を共有できるメリットを報告している[5]。通常頚椎前方手術も視野が狭く，術者以外はなかなか術野を確認することが難しいため，内視鏡支援による手術視野の情報共有は非常に有用と考える。

また，外科医の労働に関する筋骨格系の有病率は高く，腰椎変性疾患18%，頚椎変性疾患17%との報告がある[6]。外科医が術野を覗き込むような無理な姿勢をとることによって，自らが脊椎疾患に罹患する危険性を避けるために，内視鏡モニター画面を無理のない姿勢で視認できることもまたメリットではないかと考える。また，円筒形レトラクター設置によって落下細菌の低減の可能性や，レトラクターを2重に使用することで気管や食道損傷のリスクを低減できる可能性があるのではないかと考える。

ただし，内視鏡を設置することで，通常手術では使用できる椎間開大レトラクターの併用が困難で，椎間板高が減高している症例では操作がやや困難であり，椎間開大のためのデバイスの開発が期待される。

文献

1) Ahn Y, et al:Percutaneous endoscopic cervical discectomy: clinical outcome and radiographic changes. Photomed Laser Surg. 2005;23(4):362-8.

2) Tan J, et al:Anterior cervical discectomy and interbody fusion by endoscopic approach: a preliminary report. J Neurosurg Spine. 2008;8(1):17-21.

3) Yao N, et al:Full-endoscopic technique for anterior cervical discectomy and interbody fusion: 5-year follow-up results of 67 cases. Eur Spine J. 2011;20(6):899-904.

4) Soliman HM:Cervical microendoscopic discectomy and fusion: does it affect the postoperative course and the complication rate? A blinded randomized controll trial. Spine(Phila Pa 1976). 2013;38(24):2064-70.

5) 稲波引彦, 他:内視鏡支援下のXLIF手術. 東日本整形災害外科学会雑誌. 2013;25(3):337.

6) Sherise E, et al:Prevalence of work-related musculoskeletal disorders among surgeons and interventionalists. JAMA Surgery. 2018;153(2):e174947.

エキスパートコメント

古閑比佐志

MEDやMELで用いられる脊椎内視鏡システムは，2次元画像であるという制約はあるが，術野を拡大視できるという点においては手術用顕微鏡に劣らない能力を有している。さらに，そのセッティングの簡便性や設備投資にかかる費用なども，顕微鏡と比較して優位である。顕微鏡の場合，深部の観察では椎体前縁が視野の邪魔をするため，接眼部分を含めて左右前後に大きく振らなければならない。一方，内視鏡は斜視鏡のため，カメラを回転させるだけで深部の観察が容易である。加えて，カメラ先端部を椎間に挿入すれば，近接視により顕微鏡以上の拡大像が得られる。この脊椎内視鏡システムをACDFに活用しているのは，残念ながら現時点では当方を含めきわめて限られた医師のみである。馬場氏も指摘しているが小切開でのACDFにおいては，内視鏡とCasper開創器などを併用して椎間開大を図ることがきわめて難しい。馬場氏は8mm幅のノミを挿入して90°回転させることで椎間開大を行っているが，より内視鏡に適合した開創器の開発が望まれる。そのような開創器の開発が行われれば，本手術手技のさらなる普及が期待される。手術機器開発メーカーが，本項をご覧になり開発に着手してくれることを期待する。

7 内視鏡支援脊椎手術
③XLIF手術
—— その利点と手術手技の実際

瀬川知秀

1. XLIFとは

近年，腰椎後方固定術においても傍脊柱筋への侵襲をいかに軽減するかという観点から，様々な手技の開発が行われてきた。2013年にextreme lateral interbody fusion (XLIF®)[1]やoblique lumbar interbody fusion (OLIF)に代表される側方進入腰椎椎体間固定術(lateral lumbar interbody fusion；LLIF)がわが国にも導入され，同年当院においてもXLIFを開始した。

XLIFは，椎体前後の靱帯成分を温存し，cortical ringを支えとして大きなケージを挿入できるため，ケージの沈み込みを生じにくく安定した固定が得られる。さらに，十分な椎体高を確保できるため，靱帯張力整復(ligamentotaxis)による間接除圧効果も得られることなどが，これまでの後方除圧固定術より優れている点である。

一方，XLIFは，後腎傍腔経由というアプローチの特性や，限定された狭い手術視野で行われるために腸管，分節動脈，大血管損傷など致命的な合併症を生じる可能性がある。そこで，当院では導入当初からこれらの合併症を克服するためにXLIFを内視鏡支援下で行っている[2]。以下，内視鏡支援XLIFの手術手技を紹介する。

2. 内視鏡支援XLIF手術の実際

1) 術前評価

腸管損傷や血管損傷などの合併症を避けるためにも十分な術前画像評価が重要となる。以下に，実施すべき術前の画像評価を述べる。

①必ず実際の手術と同側の側臥位で撮影されたCT画像を使用して腸管の位置，後腎傍腔を確認する(図1)

②腰方形筋と腸管の間の後腎傍腔に脂肪組織があることを確認する(図1)

③後腎傍腔の脂肪組織が少ない患者では結腸が後方に位置している(retrorenal colon)ことが数%あるという報告もみられるため[3](図2)，患者ごとの体格の違いも考慮して手術計画を検討する

④腸腰筋が腹側に位置している場合は，椎間板への進入路に腰神経叢が位置することが多く，XLIFは困難な場合が多い(図3)

⑤腹部大動脈，下大静脈，腸骨動静脈の位置を確認し，走行異常を疑えば造影CT検査

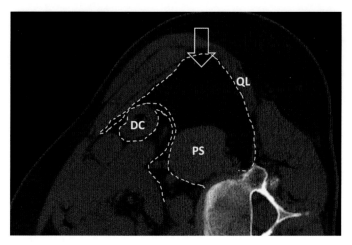

図1 右側臥位で撮影されたCT画像
腸管は腹側下方に落ちており，後腎傍腔（矢印）に十分なスペースがあることがわかる。
DC：下行結腸，QL：腰方形筋，PS：腸腰筋

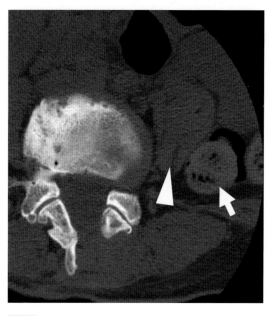

図2 下行結腸・腸腰筋
腸腰筋（矢頭）の後方に下行結腸（矢印）が存在している（retro-renal colon）ことがわかる。

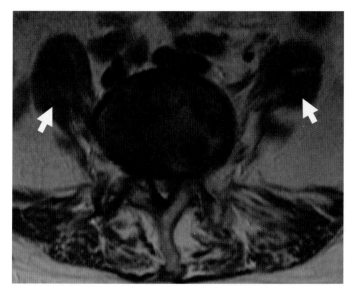

図3 腸腰筋
腸腰筋（矢印）が腹側に位置しているため，左右どちらからもXLIFは行えない。

で確認する必要がある
⑥分節動脈に関しては，当院ではFIESTAをベースとして開発された脂肪抑制併用three-dimensional coherent oscillatory state acquisition for the manipulation of image contrast (3D-COSMIC) で確認している（図4）

通常は右側臥位で左から進入しているが，これらの画像評価で異常を認める場合は，進入側や手術方法の変更（後方除圧固定術など）も考慮する必要がある。

2) 術前の準備

①手術体位の注意点
適切な体位をとることが安全に手術を行う上で非常に重要なポイントとなる。
　①必ず透過性でベンディング可能な手術台を使用する
　②手術台全体を傾ける操作ができない機種や，4点支持を使用しなければならない手術台

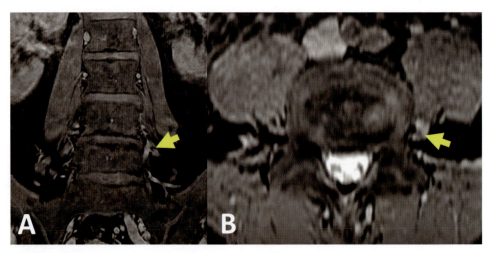

図4 COSMIC
A：coronal view。L4/5レベルの分節動脈（矢印）
B：Aと同レベルのaxial view。分節動脈（矢印）が確認できる。

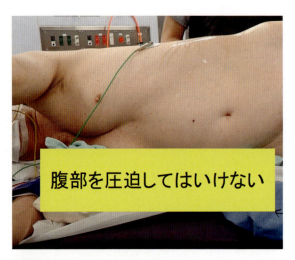

図5 腹側から見た右側臥位
重力に従い下腹部が落ちていることがわかる。

　　は推奨しない
　③クッションやタオルを丸めて腹部の下に入れることは禁忌である。腹部が下方から圧迫されて後腎傍腔に十分な空間を得られない可能性があるばかりか，腸管損傷のリスクが高まる（図5）

②ドレーピング手順と立ち位置
当院では市販されている覆布と穴開き覆布を用いてドレーピングを行っている。その手順を以下に述べる（図6）。

3）皮膚切開から後腎傍腔へのアプローチ

当院ではNuVasive社のXLIF手術手技書に準じて原法通り2 incisionで行っている。第一皮切から腰方形筋の前縁を剥離し，腹膜を前方によけて，腸骨，肋骨，横突起，腸腰筋がしっかりと触れた上で，それら周辺組織がなくなるように丁寧に指で結合組織を剥離する。

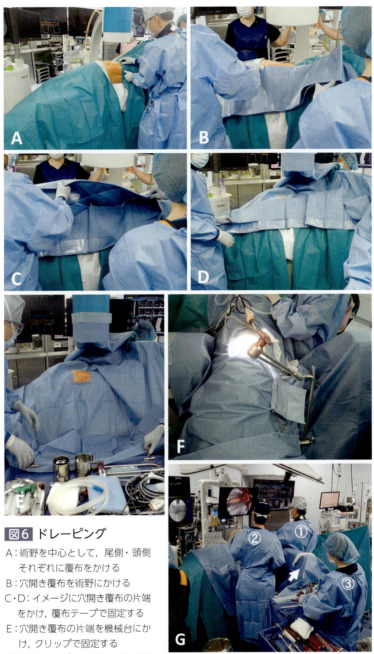

図6 ドレーピング
A：術野を中心として，尾側・頭側それぞれに覆布をかける
B：穴開き覆布を術野にかける
C・D：イメージに穴開き覆布の片端をかけ，覆布テープで固定する
E：穴開き覆布の片端を機械台にかけ，クリップで固定する
F：MaXcess4® ベッドレール クランプを手術台のレールに取りつける．当院では慣例的に助手の立ち位置側（イメージを挟んで尾側）に設置している
G：術者，助手，看護師の立ち位置，およびモニターの配置図．術者①はイメージ（矢印）の頭側，助手②は尾側，助手の後方に機械出し看護師③が立つ．内視鏡画面は術者の正面，透視画面は尾側に設置している

後腎傍腔に十分な空間ができたことを確認する．この剥離操作を徹底的に行うことが最も重要である．

4）レトラクターの挿入と内視鏡の設置

第二皮切である腹横筋膜の切開は，finger navigation用の第一皮切から指を入れて，筋膜組織以外の迷入がないことを確認後，鈍的に行う．1本目のXLIFダイレーターにEMGク

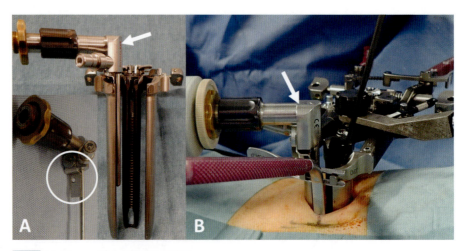

図7 MaXcess4®と内視鏡の設置
A：内視鏡スコープ（矢印）がMaXcess4®に装着されたところ．白丸が当院で開発したMaXcess4®とスコープの接続を可能にしたアタッチメントである
B：実際の術野

リップを取りつけ，先端を指で保護してfinger navigationで後腎傍腔に挿入し，腸腰筋の表面へ導く．側面のX線透視画像で位置を確認，椎間板後縁から3分の1が理想である．ダイレーターで腸腰筋をスプリットし，NV M5™神経モニターシステムで腰神経叢の位置を3次元的に確認する．ダイレーターを椎間板上に設置後，再度X線透視画像で位置を確認する．問題がなければガイドワイヤーでダイレーターを固定する．順次ダイレーターを挿入し，最後にMaXcess4®を設置後，内視鏡を装着する（図7）．

5) 後腎傍腔内の確認，椎間板処理の準備（動画1）

術野に腸管組織や血管がないこと，EMG刺激用プローベを用いて神経が存在しないことを再度確認する．MaXcess4®レトラクターを術野に固定するため，椎間板線維輪にシムを挿入する．従来法では，術者の視点が体外にあるためシムの挿入をリアルタイムで確認することは困難であるが，内視鏡支援下では視点が体内に存在するため安全にシムを挿入することができる．固定後，レトラクターをゆっくり開大するが，術野拡張は椎間板処理に最低限必要とされる範囲におさえることが重要である．必要以上に拡張させると，腸腰筋損傷や分節動脈損傷のリスクが増大する．アンテリアレトラクターを用いて椎間板上の軟部組織を椎体前方縁までレトラクトし，ALLの腹側に挿入する（図8）．

6) 椎間板の切除と終板処理（動画2）

XLIFストレートブローチを椎間板に押しつけて椎間板上にマーキングを行う．続いて，メスで椎間板の線維輪を切除するが，シムがゆるまないように線維輪が1〜2mm残るように切除する．内視鏡下でこれらの手順もすべて確認することが可能である．
cobbを上下椎体の終板に沿って挿入し，対側の線維輪を貫通させる．椎間板を完全に切除し，椎体間ケージを設置するための終板処理を行う．

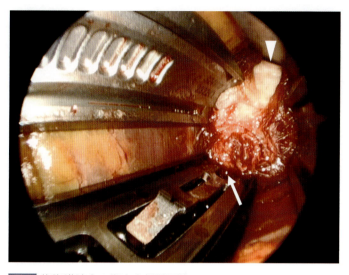

図8 後腹膜腔内の術中内視鏡画像
右側が頭側, 左側が尾側。シム (矢印) をALL (矢頭) 腹側に挿入する。

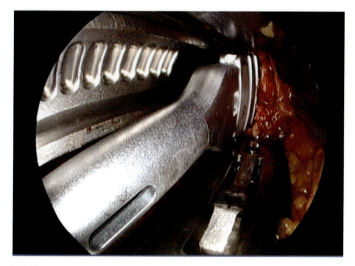

図9 ケージ挿入中の術中内視鏡画像
リアルタイムに内視鏡画面上で確認することができる。

7) インプラントの設置 (動画3)

ケージの挿入時に終板を保護するためXLIFスライドを用いる。ケージはXLIFスライドの間に滑り込ませて設置する。ケージ挿入時もリアルタイムに術野を確認できることは内視鏡支援XLIFの利点である (図9)。X線透視画面像で最終ケージ位置を確認する。

8) 閉創 (動画4)

創部を洗浄後, 内視鏡下で止血を確認。後腎傍腔を内視鏡で確認しながらレトラクターを抜去する。この際, 内視鏡下に腹膜を介して腸管や腸間膜脂肪を確認できる場合がある。最後にドレーンを留置し, layer to layerで層ごとに閉創する。

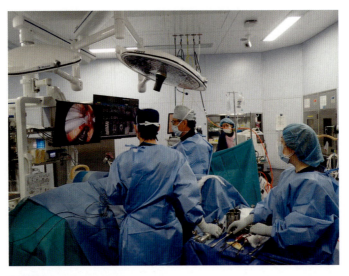

図10 実際の手術風景
手術に関わるすべてのスタッフが手術の進行状況を内視鏡画面を通じて確認することができる。

9）術後の留意点

致命的な合併症であるにもかかわらず術中に発見することが難しい腸管損傷には，術後特に注意しなければならない。腸管損傷の場合は，術直後に腹痛などの症状がはっきりしない場合もあり，数日後に急激に全身状態が悪化し生命の危険にさらされることがある。腹痛は言うまでもなく，血液検査異常や発熱などの経過に注意しつつ，腸管損傷を疑う場合は腹部CT検査，外科医へのコンサルトなどの迅速な対応が求められる。治療に関しては，例外なく外科的治療が必要になる。

そのほかに比較的多い合併症として，進入側のanterior thigh painがある。自験例では31％にthigh painを認めたが，術後6カ月で全例改善した[2]。

術後翌日からは，痛みの程度に応じて離床を許可し，7日前後で退院となる。

3. 内視鏡支援XLIFの利点と問題点

1）利点

内視鏡支援XLIFには2つの利点がある。1つ目は，レンズが体内に設置でき，さらに25°の斜視角を有しているので，視点が体外に存在する従来法と比較してより広範囲に，かつ明瞭に術野を得られることである。2つ目は，すべての手術過程（シムの挿入，椎間板処理，ケージの挿入）を，術者だけではなく助手や機械出し看護師まですべてのスタッフが共有できることである。手術の安全性や技術指導の観点からも，術野を共有できることは非常に有用であり，手術の円滑な進行に寄与するものである（図10）。

2）問題点

問題点としては，learning curveの存在と，熟練した医師の指導が必要になることである。

特に内視鏡特有の2次元手術に慣れる必要がある。しかし，適切な指導下ではlearning curveの短縮も報告されており[4]，当院では内視鏡下のMED，MEL，ME-PLIFを十分経験した者のみが内視鏡支援XLIFを行っている。本稿がこれから内視鏡支援XLIFを検討されている先生方の一助になればと考える。

● 文 献

1) Ozgur BM, et al:Extreme Lateral Interbody Fusion (XLIF):a novel surgical technique for anterior lumbar interbody fusion. Spine J. 2006;6(4):435-43.

2) Segawa T, et al:Clinical evaluation of microendoscopy-assisted extreme lateral interbody fusion. J spine Surg. 2017;3(3):398-402.

3) Hopper KD, et al:The retrorenal colon in the supine and prone patient. Radiology. 1987;162(2):443-6.

4) 江幡重人, 他:内視鏡後方脊椎手術のlearning curveに対する教育の効果についての検討. J Spine Res. 2012;3(8):1117-21.

エキスパートコメント

稲波弘彦

コツをいくつか述べる。ダイレーターを何度も回して腰筋を剥離しておくと椎間板表面が展開しやすい。シムは前方に刺入してしまう傾向がある。レトラクターを歯車の2山分広げた状態では，シムはガイドワイヤーから6mm程度背側に挿入する。コブのエレベーター挿入時には骨性終板を傷つけないように注意する。助手はコブのエレベーターやトライアル挿入時に，腹背側方向の傾きとシムの抜けに留意する。

トライアルを椎間板に挿入する際には，軟部組織が伸びるように少し時間をおくとよい。

1章　円筒形レトラクターを用いた脊椎内視鏡手術

8 術後脊椎硬膜外血腫を回避する工夫
──ドレーン留置方法について

近藤幹大

術後脊髄硬膜外血腫（spinal epidural hematoma；SEH）は比較的稀な合併症であるが，対処がうまくいかない場合は不可逆的な神経障害へとつながりかねないので注意が必要である。本項では，術後SEHについて①発生率，②リスクファクター，③ドレーン留置の必要性，④脊椎内視鏡手術でのドレーン留置の精度，⑤脊椎内視鏡手術でのドレーン留置方法の工夫について文献をふまえ考察するとともに，筆者の術後SEHの予防策について報告する。

1. 術後SEHの文献的考察

1）発生率

追加処置が必要となるような症候性SEHの発生率は従来法（オープン）手術0.6％（0.5〜0.7％），内視鏡手術1.2％，経皮的内視鏡手術0.8％（0.1〜1.6％）と報告されている[1]。内視鏡手術は他の術式に比べSEHの発生率が高いことがわかる。

2）リスクファクター

術後SEHの術前因子，術中因子，術後因子を表1に示す。術後SEHには様々なリスクファクターが報告されており，注意を払う必要がある。

表1 術後SEHリスクファクター

	リスクファクター
術前	高血圧（SBP＞140mmHg，DBP＞90mmHg）[2]，特に拡張期[3]，NSAIDsの使用[4]，Rh＋血液型[4]，60歳以上[4]，血液凝固異常[5]，アルコール（週10単位以上）[6]，脊椎手術の既往[6]
術中	多椎間手術[4〜6]，1L以上の出血[4]，Hb＜10g/dL[4]，Gelfoam™による硬膜被覆[3]
術後	抜管直後の血圧上昇（50mmHg）[2]，術後48時間でのINR＞2.0[4]，排液不良[2,3]

文献2〜6：エビデンスレベル：3b (retrospective case series)

3）ドレーン留置の必要性

ドレーン留置を支持する明確なエビデンスはない[7, 8]。支持しない理由として，ドレーンの有無で症候性SEHの発生率に差がないことが挙げられる[7, 8]。そのほかにはドレーンによる疼痛，不安，不快感など，患者サイドの不利益が大きいことが挙げられる[9]。

一方で，明確なエビデンスはないが，ドレーン留置を支持する意見として，ドレーン留置による画像上の血腫の発生率・サイズの減少が挙げられる。それによって臨床成績の向上，硬膜管拡大率向上，postoperative fibrosisの発生が抑制できると報告されている[10~12]。

ドレーン留置で追加処置を有するような症候性SEHは抑制できないが，画像上の血腫は抑制でき，臨床成績向上につながる可能性がある。

4）脊椎内視鏡手術でのドレーン留置の精度

脊椎内視鏡手術におけるドレーンの留置状況について，遠藤ら[13]は，脊柱管内の留置率が12.5%（X線評価：308例），Nakamuraら[14]はドレーン先端が硬膜に近接している留置率が57%（CT評価：91例）と報告している。また，自験例では脊柱管から椎間関節までの留置率が57%（X線評価：500例）であった[15]。これらのように，脊椎内視鏡手術において硬膜近傍にドレーンを留置することは困難であると考えられる。

脊椎内視鏡手術においてドレーンの留置が困難である理由は，術野が小さいため留置時にドレーン先端が見えないこと，そのことで盲目的な操作となり，露出された硬膜管・神経根への刺激が危惧されるので積極的な留置が躊躇されることが考えられる。また，硬膜近傍に留置したと思われても，筋層によりドレーンが押し戻されることも考えられる。ドレーン留置困難の原因に関して中川ら[16]は，ドレーンがほぼ垂直に挿入されて必然的に短くなるので抜けやすくなる，また，筋膜や皮下縫合の際に筋鉤などで牽引され抜けてしまうためと考察している。

5）脊椎内視鏡手術でのドレーン留置方法の工夫

ドレーンの工夫としては，サイズを大きくしても吸引圧を高くしてもSEHは抑制されないが[12, 17]，ウロキナーゼ処置された抗血栓ドレーンの使用でSEHを抑制できるとの報告がある[14]。

留置方法の工夫としてMizunoら[18]は，ドレーンパッサーを創外から円筒形レトラクターの先端に挿入し，パッサーの先端に通した絹糸にチューブを固定し，引き抜くことで術野から創外に誘導し，鏡視しながら留置する方法を実施している。同方法により脊柱管から椎間関節までの留置率100%（X線評価：17例）を達成したと報告している。また，Nakamuraら[14]は，円筒形レトラクター抜去後，トロッカーを用いて逆行性にドレーン先を創内に挿入し，筋鉤で多裂筋を引き，円筒形レトラクターを使用せずにスコープを挿入し，鏡視しながら留置する方法を実施している。同方法により硬膜に近接する留置率97.4%（CT評価：39例）を達成したと報告している。自験例の内視鏡下ドレーン留置法では，脊柱管から椎間関節の間に留置率100%（X線評価：50例）を達成した[19]。

2. 筆者の術後SEHの予防

1）止血の工夫（図1）

はじめに，ヘルニア摘出・除圧後に血圧を入室時のレベルまで上昇させ，出血を確認する。その後，コラーゲン使用吸収性局所止血材を硬膜管・神経根周囲に留置し，円筒形レトラクターをゆっくり抜去しながら筋層からの止血を行う。しばらくしてから再度円筒形レトラクターを設置し，コラーゲン使用吸収性局所止血材を除去し，硬膜外静脈叢などからの出血がないこ

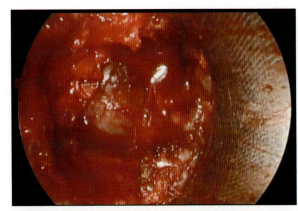

①血圧を入室時レベルまで上昇させ，出血を確認する。

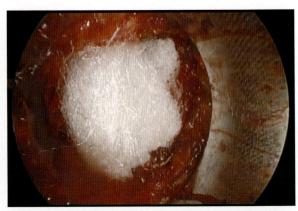

②コラーゲン使用吸収性局所止血材を硬膜管，神経根周囲に留置する。

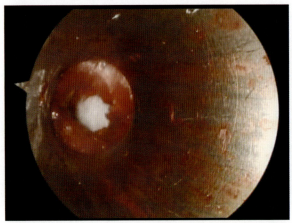

③円筒形レトラクターをゆっくり抜去しながら筋層からの出血を確認する。

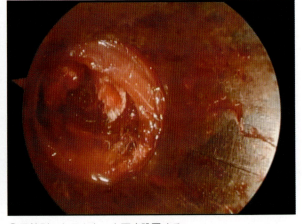

④円筒形レトラクターを再度設置する。

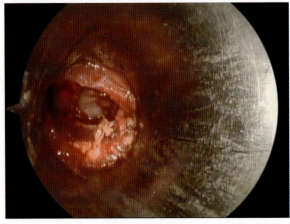

⑤コラーゲン使用吸収性局所止血材を除去し，止血を確認する。

図1 止血の工夫

とを確認する。最後に円筒形レトラクターを抜去しながら再度，筋層からの出血がないことを確認する。

2) ドレーン留置の工夫（内視鏡下ドレーン留置法[19]）（図2，動画1）

トロッカー針を外し，患者の体格に合わせ創内に留置するドレーンの長さを決定し，カットする。創縁から硬膜直上までの長さに1cm加えた長さを，創内に留置するドレーンの適切

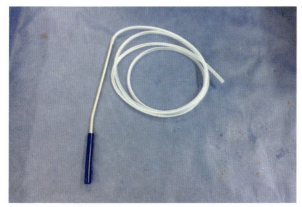

①ドレーンを準備する。

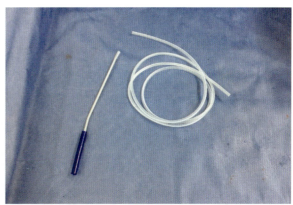

②トロッカー針を外す。

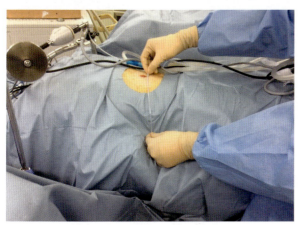

③創内に留置するドレーンの長さを決定する。

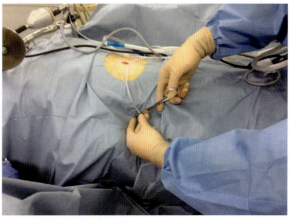

④適当な長さに切り取る。

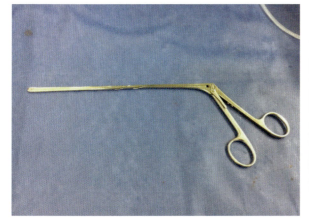

⑤ヘルニア鉗子を使用する。

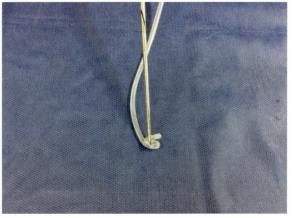

⑥ヘルニア鉗子にてドレーン先を多重折りにつかむ。

図2 内視鏡下ドレーン留置法
ドレーン先端の操作性と神経組織に接触したときの低刺激性の観点より，シリコンドレーンなど軟らかい素材のものが推奨される。当院ではメドライン・ジャパン合同会社製のシリコンドレーンを使用している。　　　　　　　　　　　　　　　　　　　　　　　　　　▶次頁へつづく

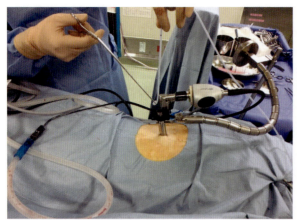
⑦円筒形レトラクター内に挿入する。

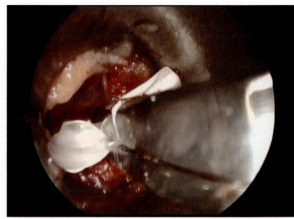
⑧画像を見ながらドレーンをコントロールする。

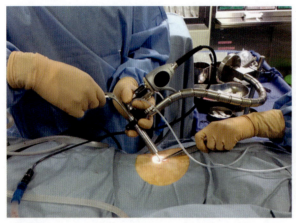
⑨円筒形レトラクターと一緒にドレーンを創外に出す。

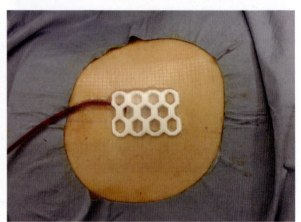
⑩陽圧にならないように皮下を密にしっかりと縫合する。

図2 内視鏡下ドレーン留置法（つづき）

な長さとする。ヘルニア鉗子にてドレーン先を多重折りにつかむ。多重折りにすることで，ドレーンの先端ではなく側面が硬膜管・神経根に接することにより圧迫刺激を予防する。円筒形レトラクター内に挿入し，内視鏡画像を見ながら硬膜直上にドレーンを留置する。この行程ではドレーン先端が硬膜管・神経根を刺激しないように注意する。また，円筒形レトラクターを抜きながらドレーンを送り込み留置することで誤抜去が予防される。ドレーンを創縁から出し，陽圧にならないように皮下を密にしっかりと縫合する。実際にドレーンバッグを陰圧にして，創縁からのリークがないことを確認する。

3）ドレーンの留置期間

ドレーン留置期間は，短ければ排液が不十分となり術後SEHのリスクが高まる可能性がある一方で，長ければ手術部位感染のリスクが高まる可能性がある。「骨・関節術後感染予防ガイドライン」では48時間以内のドレーン抜去を推奨していることを考慮すると，ドレーン留置期間は48時間が妥当であると思われる。

◎

術後脊椎硬膜外血腫（SEH）の完全な予防は困難であるが，リスクファクターには注意を払う必要がある。また，脊椎内視鏡手術はSEHの発生率が他の術式よりも高い。現在のところ，ドレーンを必ず留置しなければならないというエビデンスはないが，術後SEHのリス

クファクターとして排液不良も指摘されている。もし，ドレーン留置を行うのならば，正確に留置すべきである。しかし，脊椎内視鏡手術におけるドレーン留置は手技上，精度が劣るので，今回提示した各種工夫も考慮することが大切である。

● 文献

1) Shriver MF, et al:Lumbar microdiscectomy complication rates:a systematic review and meta-analysis. Neurosurg Focus. 2015;39(4):E6.

2) Fujiwara Y, et al:The impact of hypertension on the occurrence of postoperative spinal epidural hematoma following single level microscopic posterior lumbar decompression surgery in a single institute. Eur Spine J. 2017;26(10):2606-15.

3) Kao FC, et al:Symptomatic epidural hematoma after lumbar decompression surgery. Eur Spine J. 2015;24(2):348-57.

4) Awad JN, et al:Analysis of the risk factors for the development of post-operative spinal epidural haematoma. J Bone Joint Surg Br. 2005;87(9):1248-52.

5) Kou J, et al:Risk factors for spinal epidural hematoma after spinal surgery. Spine. 2002;27(15):1670-3.

6) Amiri AR, et al:Postoperative spinal epidural hematoma(SEH):incidence, risk factors, onset, and management. Spine J. 2013;13(2):134-40.

7) Waly F, et al:The Outcome of Using Closed Suction Wound Drains in Patients Undergoing Lumbar Spine Surgery:A Systematic Review. Global Spine J. 2015;5(6):479-85.

8) Liu JM, et al:The Use of Closed Suction Drainage in Lumbar Spinal Surgery:Is It Really Necessary? World Neurosurg. 2016;90:109-15.

9) Hung PI, et al:Is a drain tube necessary for minimally invasive lumbar spine fusion surgery? Eur Spine J. 2017;26(3):733-7.

10) Mirzai H, et al:Are drains useful for lumbar disc surgery? A prospective, randomized clinical study. J Spinal Disord Tech. 2006;19(3):171-7.

11) Ikuta K, et al:Evaluation of postoperative spinal epidural hematoma after microendoscopic posterior decompression for lumbar spinal stenosis:a clinical and magnetic resonance imaging study. J Neurosurg Spine. 2006;5(5):404-9.

12) 中川智刀, 他：内視鏡下椎弓切除術(MEL)における，術後ドレーン圧の違いによる硬膜外血腫形成と疼痛発現との関係(前向き研究). J Spine Research. 2017;8(3):556.

13) 遠藤　徹, 他：腰椎後方内視鏡手術にみられる術後硬膜外血腫と術後閉鎖式ドレーンの設置不良との関連について. 臨床整形外科. 2007;42(12):1205-10.

14) Nakamura S, et al:Urokinase-Treated Antithrombogenic Drains and Optimized Drain Placement in Endoscopic Lumbar Decompressive Surgery. J Neurol Surg A Cent Eur Neurosurg. 2016;77(4):354-60.

15) 近藤幹大, 他：脊椎内視鏡下手術におけるドレーンの至適設置位置と術者間の正確性についての検討. J Jpn Soc MIOS. 2017;17(1):2-8.

16) 中川幸洋, 他：腰椎後方内視鏡手術における閉鎖式ドレーン留置についての前向き調査. 臨床整形外科. 2009;44(12):1269-74.

17) Ahn DK, et al:Can We Prevent a Postoperative Spinal Epidural Hematoma by Using Larger Diameter Suction Drains? Clin Orthop Surg. 2016;8(1):78-83.

18) Mizuno K, et al:Innovative Technique for the Placement of the Drainage Tube for Microendoscopic Spinal Decompression. Clin Spine Surg. 2017;30(1):E59-E63.

19) 近藤幹大, 他:脊椎内視鏡下手術における正確なドレーン留置法. J Jpn Soc MIOS. 2017;17(1):55-61.

エキスパートコメント

湯澤洋平

脊椎手術の術後硬膜外血腫は, 発生率をゼロにすることはできないが, 発生率を減らす努力は必要である。まずは術中の出血コントロールであるが, 不要な出血をさせないことが基本である。操作が難しい硬膜外腔の静脈叢も, 注意深く血管を観察することで不用な出血をある程度避けられる。出血した場合, 血管が細くても動脈性の出血であれば確実に焼灼して止血する必要がある。軟部組織からの出血であればバイポーラの焼灼でコントロール可能だが, 硬膜外腔の静脈叢から出血した場合は焼灼での止血は難しい。コラーゲンの局所止血材や, これにトロンビンを併用することを考慮してもよい。数年前に日本でも承認されたヒトトロンビン含有ゼラチン使用吸収性局所止血材の使用も一法である。閉創前には術野を無血状態にしておくのが基本である。術後硬膜外血腫を疑った場合, 特に運動障害がみられるときは速やかに血腫除去術を考慮すべきである。

1章　円筒形レトラクターを用いた脊椎内視鏡手術

9 神経生理学モニタリングの重要性
── 運動誘発電位による術中神経モニタリング

志保井柳太郎

1. 術中における神経モニタリング

術中神経モニタリング法とは，脊椎・脊髄手術時に手術操作により引き起こされる脊髄・神経の損傷，圧迫，伸張，虚血などによる神経脱落症状を最小限にとどめるための検査法である。モニタリングにより安全を確認することができ，麻痺を恐れずに手術を進めることができ，手術の効果を最大に得ることができる。また，神経障害の発生時点を把握することができるため，術者に対して危険な手術操作をフィードバックする効果もあり，安全性のみならず，手術手技の向上にも貢献する。

運動機能をモニターするために用いられるのが，運動誘発電位である。刺激方法には皮質直接刺激と経頭蓋刺激の2種類があり，また記録方法には脊髄硬膜外記録と筋電図記録の2種類がある。

当院では，脊椎手術時にほぼ全例に経頭蓋刺激筋誘発電位 (muscles evoked potentials after stimulation to the brain；Br-MsEP，以下MEP) を施行している。

経頭蓋的に脳の運動野を反復電気刺激することで，末梢の筋肉で誘発される電位を測定する。錐体路を手術レベルより中枢で電気刺激することによって多数の筋から誘発電位を導出し，左右差や分節性に脊髄機能を評価することができる。筋誘発電位は麻酔薬の影響を強く受けるため，当初は手術中に記録することは困難と考えられていたが，全静脈麻酔 (total intravenous anesthesia；TIVA) の普及とmultipulse stimulating techniqueの開発によりMEPモニタリングを安定して施行できるようになり，広く普及した。

2. MEPモニタリングの実際

1) 麻酔

①薬剤の選択

筋弛緩薬の影響を受けるため，導入時以外は筋弛緩薬を使用しないなどの工夫が必要である。また，麻酔薬のMEPに対する抑制作用は強く，イソフルランやセボフルランなどの吸入麻酔薬，バルビツレートなど大部分の麻酔薬により著明に抑制される[1]。プロポフォールが第一選択であるが，高濃度では抑制効果が認められる点に注意が必要である。術前から神経障害がある場合，プロポフォールでもMEPを記録できない場合が多く，その場合ケタミンなどを併用し，プロポフォールを減量する。

サルのデータであるが，レミフェンタニルは外科手術に必要な血中濃度の20倍に至っても MEPが抑制されず，フェンタニルでは2.2倍の血中濃度でMEPが消失したという報告がある[2]。プロポフォールであってもボーラス投与を行えば，血中濃度が一過性に上昇しMEP は消失することがあるので注意が必要である[2]。

②注意点

体温の変化にも注意が必要であり，28℃以下になると温度依存性にMEPが記録できない可能性が高くなる。復温しても記録できるようになるまで長い時間を必要とする場合が多い。術中に，出血量軽減のために麻酔科医に低血圧麻酔を依頼することがしばしばあるが，この低血圧が脊髄の灌流圧を低下させ，MEPの波形変化に影響を与えている可能性がある。側弯症手術において，術中MEP異常をきたした38例のうち9例の原因が低血圧であり，平均血圧を上昇させることで9例すべての患者のMEPが回復したと報告されている[3]。
以上より，MEPモニタリングにおいて麻酔科医との連携はとても重要であり，知識や情報の共有により円滑に手術を施行することが可能となる。

2) 電極

①刺激電極

皿電極，スクリュー電極などが用いられる。皿は非侵襲的であり，スクリューは固定性が良い点が利点である。
頭部に配置する脳波計測の電極の位置を決める標準方法である国際式10-20法を用いて，鼻根部と後頭結節を結ぶ二等分点の重なる点をCzとして，左右耳介前点とCzを結ぶ線上にC3とC4を配置する(図1)。

②記録電極（動画1）

針電極とシート型電極があり，当院ではシート型電極を使用している。シート型では，接触インピーダンスを低下させるために皮膚前処理剤などを使用した前処理が必要である。

3) 刺激法および測定

神経の興奮は，与える電流の強さと時間が関係する。有髄線維で効率が良い刺激時間は0.05〜0.3msと言われている。脳を経頭蓋的に多重刺激(train刺激)する。刺激強度は，

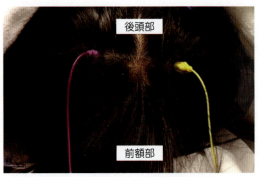

図1 刺激電極
国際式10-20法を用いてスクリュー電極をC3とC4に配置している。

定電流の場合は100mA程度から始めてベースラインのMEPが導出できるまで徐々に増加させていく。train刺激としては4~6連，500Hz，刺激間時間(inter-pulse interval)2~4ms程度の刺激を選択する。通常，Monophasic刺激で行われることが多い。右陽極刺激では右脳が刺激され，左側の筋の導出が良好で，左陽極刺激では右側の筋の導出が良好なため，刺激の極性を入れ替えて2回測定する。Biphasic刺激を行う場合は，極性を入れ替える必要はない。誘発電位を10~20回加算する方法と，1回刺激で記録する方法があり，その優劣については明らかになっていない。当院では1回刺激で記録する方法を用いている。

侵襲を与える手術操作の前に，コントロール波形を得られるようにする。波形が出なければ，各電極の位置やケーブルの接続状況，そして麻酔薬や筋弛緩の状況，血圧・体温の確認が必要である。また，経頭蓋では刺激を強くすると体動が問題になる場合があり，注意が必要である。

手術操作の影響に瞬時に反応する加算を行わないFree-Run EMG（持続筋電図）を用いる場合もある。Free-Run EMGは術中のノイズを含む偽陽性波形が多く検出され，警告ポイントも不明である。当院では少数の医師にしか使用されていない。

4) 当院でのMEPモニタリング

①麻酔導入はフェンタニルで鎮痛を行い，筋弛緩薬はロクロニウム臭化物を使用し挿管する。咬傷（舌含む口腔内の損傷）を予防するため，ガーゼを歯牙周囲に充填する。腹臥位として体位をとったあとに筋弛緩回復薬であるブリディオンを投与する。麻酔維持にはレミフェンタニル，完全静脈麻酔としてプロポフォール（約3~5mg/kg/時）を用い，麻酔深度はBIS(bispectral index)モニターを使用し40~60で調整している（図2）。また低血圧ではMEPが下がることがあり，収縮期血圧80~100でコントロールしている。

②刺激装置はNVM5神経モニターシステム®（NUVASIVE®）を用いている。刺激電極は国際式10-20法でスクリュー電極を用い麻酔科により刺入されている。記録電極はインピーダンス計を用いて接触抵抗を極力小さくしている（10kΩ以下）（図3A，3B）。責任

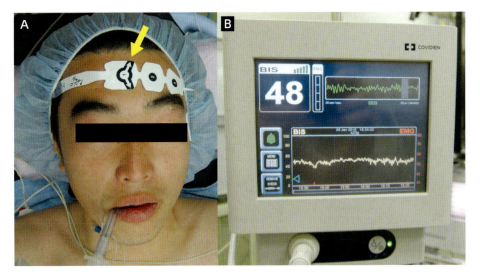

図2 BIS (bispectral index) モニター
A：前額部（矢印）に装着しているBISセンサ
B：BISモニター（麻酔深度をモニターする）

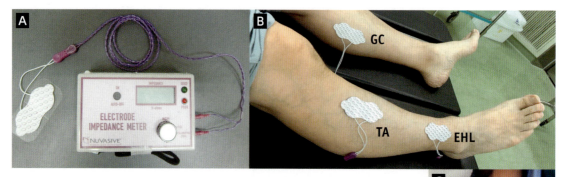
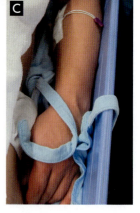

図3 インピーダンス計と記録電極
A：インピーダンス計
B：記録電極を前脛骨筋（TA），長母趾伸筋（EHL），腓腹筋（GC）に設置
C：腰椎での手術の場合，コントロールとして橈側手根屈筋（FCR：flexor carp；radialis）に記録電極を設置
（TA：tibialis anterior, EHL：extensor hallucis longus, GC：gastrocnemius）

高位に合せて設置しており，頸椎の場合は，コントロールとして前脛骨筋，腰椎の場合は橈側手根屈筋で波形の導出をみている。

③頸椎での手術の場合はコントロールとして片側の前脛骨筋，また腰椎での手術の場合はコントロールとして片側の橈側手根屈筋で波形の導出をみている（図3C）。刺激法は600〜800mA（4〜6連刺激，2ms間隔）で施行している。

④麻酔導入直後，手術前（執刀直前）に測定しコントロール波形をとる。

その際，術中想定される麻酔深度および血圧にしてからベースラインをとる必要がある。術中は，除圧操作の前後，インプラントの挿入前後，あるいは術者の指示によりMEPを測定し，コントロール波形と比較し振幅の低下がみられる場合は術者に報告している。また，振幅の上昇がみられる場合にも報告している。

> **症例** 31歳，男性

1年前より左下肢痛あり，腰椎椎間板ヘルニアの診断にて保存治療をしていたが症状改善せず当院に紹介され手術となった。左L5/S1ヘルニアに対して内視鏡下椎間板ヘルニア切除術（micro endoscopic discectomy；MED）を施行した。手術時間は58分で出血量は少量であった。MEPは，腓腹筋で術直前と手術終了の振幅増加が46％であった。術前の下肢痛はnumerical rating scale（NRS）9から1に改善した。現在も経過良好である（図4）。

5）禁忌

てんかん，脳動脈瘤のクリッピング術後，心ペースメーカーや電子インプラントを体内に埋め込んでいる症例では経頭蓋電気刺激は禁忌であり，他のモニタリング法を用いる。

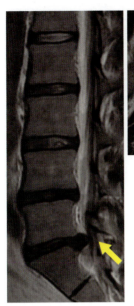
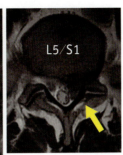
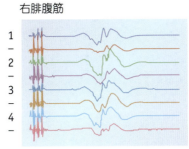
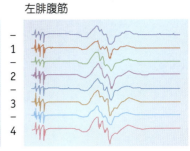

	右腓腹筋〔振幅（μV）〕	左腓腹筋〔振幅（μV）〕
1．手術前	411	445
2．術中（手術開始48分後）	605	637
3．ヘルニア切除後（手術開始55分後）	466	660
4．手術後（手術開始1時間1分後）	451	657

図4 症例（31歳，男性）
MRIでL5/S1の左優位な椎間板ヘルニアがある（矢印）。経時的なMEPの波形および振幅（μV）。術後は術前に比し振幅が増加している。

3．MEPの有用性と限界（除圧効果を予測できるか）

1）有用性

- 硬膜外に電極を刺入する必要がないので，非侵襲的である
- 灰白質の障害も評価できる
- 脊髄モニタリングの中で術後運動機能悪化を診断する感度が最も高い
- 多くの筋での検出が可能である
- 内視鏡下での手術において，硬膜損傷や神経根障害は言うまでもないが，MEDにおいて神経根をよける際に強すぎる牽引や長時間の牽引により，術後に疼痛やしびれを生じることがある。除圧をする際，神経根をよける操作が多くなる場合には，MEPの振幅が低下していないかを確認することで安全に手術を進めることが可能となる。経皮的内視鏡下腰椎椎間板摘出術（percutaneous endoscopic lumbar discectomy；PELD）において全身麻酔で施行する際には，exiting nerve root障害の予防にもなると考える

2）限界

- MEPは，大脳皮質から脊髄前角に直接接続する経路の機能は反映するが，前角以外の灰白質に接続するもの，他の多くの運動系経路は反映していない
- 麻酔による術中の波形の変化が大きく，導出の安定性に問題がある
- 偽陽性率が高い（振幅の変化があっても術後麻痺がみられないことも多い）
- 脊髄に不可逆的な障害が起こりMEPの振幅低下が起きた場合，手術を中断しても電位の回復がなく術後麻痺となる可能性が高い
- 術後麻痺悪化となる偽陰性がみられることがあるため注意が必要である。特に頚髄腫瘍や髄内腫瘍にみられることがある[4]

- 術前麻痺がある症例では波形を導出できないこともあり，MMT1，2の筋力の波形導出は50％に得られ，MMT3，4の筋力は70％，MMT5の筋力では97％であったと小林らは報告している[5]
- fade phenomenon（MEP刺激閾値が経時的に増加する現象）が起こる可能性がある。時間が長くなると振幅が下がる現象で4時間程度までの麻酔時間なら無視してもよいのではと言われているが，いまだ研究途上であり不明な点が多い

3）MEPの振幅と手術の安全性

脊椎・脊髄手術において，MEPの振幅低下70％を警告ポイントをとする多施設前向き研究結果が報告されたが，脊髄内手術に対しては結論が得られていない[6]。

また，振幅低下の％において，分母を術直前の振幅にするか，術中振幅が低下する直前のものとするかは施設により異なり決められていない。

MEPモニターに加え，当院では患者の両下腿後面に両手を置くことで，術中操作による神経刺激もモニタリングする（徒手的下肢モニタリング）ようにしている（図5矢印部分）。椎間板ヘルニアなどの疾患で神経根が過敏になっている症例では，わずかな神経のretraction操作などで，当該神経根支配の筋群が激しく収縮することが知られている。除圧が達成されると，この神経の過敏性も消失する。徒手的下肢モニタリングを客観的に評価することは難しいが，筆者らは経験的にもこのモニタリング方法が優れていることを実感し，MEPと併用している[7]。

近年ではMEPの普及に伴い，Free-Run EMGにより自発筋電図（spontaneous electraphy）を観察することが可能となった。手術操作に伴ったspontaneous EMGであれば，直後にMEPを施行して運動機能を確認することができる。リアルタイムで反応が出現するため術中のモニタリングとしては理想的である。しかし，術中という特殊な環境下の測定では偽陽性波形も多く，異常波形であることが判断できなければ手術の進行が遅れ，患者にとって不利益にもなりかねない。Free-Run EMGと徒手的なモニタリングでは後者のほうが偽陽性は少なく，リアルタイムのモニタリングとして現段階では有用と考える。今後は，偽陽性との判別が可能となれば手術の安全性の向上を図ることができ，徒手的なモニタリングの必要がなくなると考える。

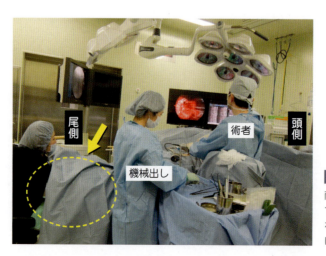

図5 徒手的下肢モニタリング
両手を患者の下腿に触れる（矢印）ことで下肢モニタリングをする。筋の動きを触知した瞬間に「動きました」と術者に警告を発する。

実際の手術において，術者は自身の手技が正しいかどうかを常に判断できているわけではない。そのような不確実な状況での操作中に，MEPの波形の変化を併せて考慮することで，その手技の安全性がより担保され，積極的に手術操作を進めたり，操作をやめて引き返したりすることを決める判断材料になりうると考える。

MEPの振幅増加による症状改善を予測する報告は少ない。田中らは，圧迫脊髄・神経根障害125例において振幅相対値（CMAP補正）の閾値1.2が神経障害回復の閾値としている[8]。また筆者らは，椎間孔狭窄（L5/S1）に対して内視鏡下除圧を施行した31症例のMEPを検討した。その結果，術後NRS 0〜2群において振幅増加率35％以上および振幅相対値（CMAP補正）1.4以上において，術後NRS 3〜10群と比較し有意差（$p<0.05$）がみられた。これらのことから，筆者らはMEPの振幅増加により除圧効果を予測できると結論づけた[9]。

MEPモニタリングを施行するためには，手術場のスタッフ（臨床工学技士および看護師）はもとより，麻酔科医の十分な理解と協力が不可欠である。術者を中心としてチームで手術にのぞむことにより精度が向上し，安全かつ円滑に施行できると考える。

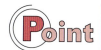

MEPの振幅低下時に麻酔科医が確認すべきこと

- 直前にフェンタニルやプロポフォールのボーラス投与をしていないか？
- 筋弛緩薬を投与していないか？
- 麻酔深度が変化していないか？
- 血圧が低くないか？

MEPの振幅低下時の術者の対応

- 体位を調整する
- 手術を中断（神経への侵襲が加わる操作を中止）
- 除圧を追加する
- ステロイドの投与（術中も考慮する）

文献

1) Kawaguchi M, et al: Intraoperative spinal cord monitoring of motor function with myogenic motor evoked potentials: a consideration in anesthesia. J Anesth. 2004; 18(1): 18-28.

2) Scheufler KM, et al: Total intervenous anesthesia for intraoperative monitoring of the motor pathways: an integral view combining clinical and experimental data. J Neurosurg. 2002; 96(3): 571-9.

3) Schwartz DM, et al: Neurophysiological detection of impending spinal cord injury during scoliosis surgery. J Bone Joint Surg Am. 2007; 89(11): 2440-9.

4) 藤原 靖, 他：経頭蓋刺激筋誘発電位術中脊髄モニタリングを用いた脊髄内腫瘍摘出術の手術戦略―日本脊椎脊髄病学会多施設共同前向き研究. 脊髄機能診断学. 2015; 36(1): 164-71.

5) 小林　祥，他：Double-train経頭蓋電気刺激による術中脊髄機能モニタリング．2012;33(1):176-80.

6) Kobayashi S, et al: A new alarm point of transcranial electrical stimulation motor evoked potentials for intraoperative spinal cord monitoring: a prospective multicenter study of the Spinal Cord Monitaring Working Group of the Japanese Society for Spine Surgery and Related Research. J Neurosurg Spine. 2014;20(1):102-7.

7) Hayashi A, et al: Microendoscopic Posterior Decompression for the Treatment of Lumbar Lateral Recess Stenosis. J Spine. 2016;5(4):1000317.

8) 田中　聡，他：術中経頭蓋MEPにより圧迫性脊髄・神経根障害除圧手術の回復が明らかにできるか？J Spine Res. 2012;3(7):1011-6.

9) 志保井柳太郎，他：腰椎椎間孔狭窄に対する内視鏡下除圧における術中脊髄モニタリング振幅変化と除圧効果の検討．関東整災．2015;46:235-9.

エキスパートコメント
武田正明

近年，脊椎・脊髄手術における術中神経生理学的モニタリングは標準的なものとなってきた。脊椎・脊髄手術は機能的手術であり，神経機能の温存並びに改善が手術の目的となるため，術中神経生理学的モニタリングの必要性は非常に高いと考えられる。

通常，MEP，体性感覚誘発電位（somatosensory evoked potentials；SEP）を基本とし，症例に応じて脊髄誘発電位など様々なモニタリングが追加される。腫瘍や先天奇形などでは特殊なモニタリングが必要になることもあるが，一般的な変性疾患では，MEP，SEPのみを測定することが多い。経頭蓋刺激MEPは簡便で有用な方法であるが，アラームポイントが確立していない，筋弛緩薬の影響を受けやすいなどの問題点も有している。CMAP補正は筋弛緩薬の影響を補正するための有効な方法である。false positive（偽陽性）やfade phenomenon（減衰現象）への対応など検討すべき点はまだあるものの，脊椎・脊髄手術の安全性を高めるため，術中神経生理学的モニタリングは広く普及することが望まれる。安定した術中神経生理学的モニタリングを行うためには，まずMEP，SEPなど基本となる手技を確実に習得することが肝要であり，臨床工学技士，臨床検査技師などと協力したモニタリングチームづくりが必要である。

10 椎間関節を温存する工夫
——内視鏡下棘突起縦割腰椎椎弓切除術について

横須賀純一

1. はじめに

　円筒形レトラクターを用いた内視鏡下腰椎手術は通常片側進入で行われる。片側進入法はシリアルダイレーターにより椎弓にいち早く到達できるという利点がある反面，進入側の椎間関節損傷のリスクがある。椎間板ヘルニアに対する手術では小さい骨切除からのヘルニア摘出も可能だが，脊柱管狭窄症に対する除圧術では神経根分岐部までの除圧が必要となるため，椎間関節を温存しながらの十分な除圧には技術を要する。

　特に椎間関節面がsagittal planeに平行に近い，いわゆる"椎間関節が立っている"例や，椎間関節間の幅が極端に狭い例では椎間関節損傷のリスクが高い（図1A）。椎間関節および棘突起周囲の変性が強い場合，内視鏡下にはorientationがわかりにくく，また骨棘により円筒形レトラクターの自由度が制限されるため，椎間関節を温存しながらの除圧は難度が高い（図1B）。また椎間関節切除の問題以外でも，皮下脂肪が厚い例において片側進入では円筒形レトラクターを傾けることが難しく，対側の除圧に難渋する（図1C）。

　このような片側進入法での除圧が難しい症例では，正中からのアプローチが有用である。棘突起縦割腰椎椎弓切除術[1]は直視下手術および顕微鏡下手術で広く行われている手技であり，正中部で棘突起を縦割し椎弓切除を行う方法である。正中進入法では進入側・対側を意識することなく，両側の椎間関節を温存しながら除圧を行うことが可能であり，また変性の強い症例や皮下脂肪の厚い症例でも，そうでない症例と同様に手術を行うことができる。

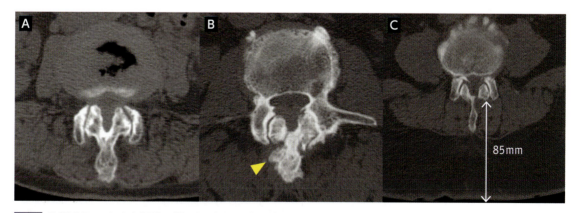

図1 片側進入による内視鏡下椎弓切除術の難度が高い例
A：椎間関節が立ち，かつ椎間関節間の幅が狭い
B：椎間関節および棘突起の変性が強い。右進入では棘突起の骨棘（矢頭）が円筒形レトラクター設置の妨げとなり，左進入では椎間関節の変性が強くorientationがわかりにくい
C：皮下脂肪が厚く，皮膚表面から椎間関節背側部まで85mmと深い

内視鏡下の棘突起縦割腰椎椎弓切除術については柳澤ら[2]，Mikamiら[3]の報告のほか，学会などでも諸家による報告があるが，本項では筆者の行っているドリルとノミを併用した内視鏡下棘突起縦割腰椎椎弓切除術の手技について詳述する。

2. 内視鏡下棘突起縦割腰椎椎弓切除術の実際

1) 術前準備

全身麻酔下に腹臥位とし，4点支持台の腰部側にクッションを入れ腰椎が後弯位となるようにする。これにより棘突起間が広がり，円筒形レトラクターの頭尾側方向の自由度が増す。棘突起が左右方向に傾いていると正確な正中縦割が難しくなるため，体位をとったあとに正面透視で棘突起が垂直となっていることを確認する。腰椎が回旋している場合には手術台を回旋するなどして棘突起が垂直となるようにする。棘突起のみが傾いている場合には体位で調整することは難しいため，傾きの程度を把握しておき縦割時の参考とする。

右利きである筆者の場合，立ち位置は基本的に患者の左側としている。右側のヘルニア摘出が必要な場合には，吸引管付神経根レトラクターの構造上，硬膜管の圧迫は手前から遠ざけるほうが容易なため，患者の右側に立っている。

2) 皮膚切開

皮膚切開は25mmの正中縦切開とし，下端は除圧する尾側のレベル（たとえばL4/5除圧ならばL5）の棘突起頭側端とする（図2）。上端は除圧する頭側のレベル（先の例ならばL4）の棘突起中央辺りとなる。通常16mmの円筒形レトラクターを使用した手術では皮膚切開は20mm程度であるが，棘突起縦割まで直視下に行うため，やや大きい25mmとしている。皮膚切開を椎間板レベルよりも尾側とすることにより，尾側から覗き上げるように椎弓を切除することで椎弓背側面の皮質骨切除を少なくすることができ，医原性分離症のリスクを下げることができる。

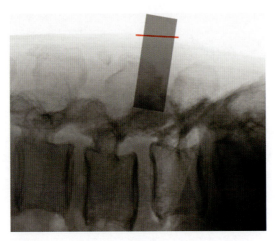

図2 L4/5除圧時の皮膚切開の位置と円筒形レトラクター設置イメージ

腰椎を後弯位とし，L5棘突起頭側端を下端とした25mmの皮膚切開とする。

3）棘突起縦割

このステップまで直視下に行う。ウェイトライナー開創器やゲルピー開創器を使用しながらモノポーラーで結合組織および棘上靱帯を正中切開し，棘突起先端に到達する。棘突起表面を十分に露出させ正中を確認する。2mmスチールバーで棘突起尾側の3分の2程度を縦割し，頭側を基部として「人」字型に棘突起を開く。体格の小さな患者で棘突起の頭尾側長が短い例や，頭側まで十分な除圧が必要な例では頭側端まで完全に縦割する。頭側の縦割が不十分であると頭側の除圧不足の原因となるだけでなく，残った棘突起が邪魔をして円筒形レトラクター先端を尾側に向けることが難しくなるため，尾側の除圧不足にもなりうる。

棘突起縦割が正中を外れると一方の棘突起片が開かない。その場合には，曲がり鋭匙などで棘突起基部を触知し，3mmダイヤモンドバーやノミで棘突起基部を切離する。いったん円筒形レトラクターを入れてしまうとレトラクター外の骨切除が難しくなるため，この段階で頭側まで必要十分な範囲を縦割すること，棘突起片が左右に容易に開くようにしておくことが大切である。

棘突起縦割はsagittal sawで行う方法もあるが，内視鏡手術の小さい創ではsagittal sawを入れるのが困難であり，手術機器の準備も煩雑になるため，筆者は2mmスチールバーを用いている。ドリルで縦割することで棘突起断面からの出血が熱により止血されるという利点もある（止血効果はスチールバーよりダイヤモンドバーのほうが高いが，スチールバーのほうが短時間で縦割可能であり，棘突起縦割では問題なく止血が得られる）。

シリアルダイレーターを用いて円筒形レトラクターを挿入し，うまく設置できなければいったんレトラクターを抜いて棘突起基部の切除を追加する。

4）棘突起基部：椎弓正中部のドリリング（動画1）

ここから内視鏡を使用する。この段階では棘突起基部は厚く残っており（図3A），3mmダイヤモンドバーを用いて薄くしていく。棘突起基部は尾側の正中部が凹となっているため，骨切除を進めると尾側の正中部で黄色靱帯がまず露出する。ここから頭側に向けて曲がり鋭匙などを挿入して正中を確認し（図3B），ケリソンパンチで黄色靱帯露出部を拡大する。ドリリング前には正中がわかりにくいことがあるが，ここで正中を正確に把握することにより，このあとのステップで左右どちらかに偏るのを防ぐことができる。

5）椎弓切除：黄色靱帯浅層切除

尾側正中の黄色靱帯露出部を拡大するように，ノミで椎弓の両外側および頭側を切除していく（図3C）。一度に大きく切除するのではなく，左右少しずつ，表層，深部とわけながらpiece by pieceに切除する。椎弓切除を進めると黄色靱帯が盛り上がって視野の妨げとなるため，適宜黄色靱帯浅層を切除しながら椎弓切除範囲を拡大する。黄色靱帯浅層は尾側では下位椎弓背側面に付着しているため，ここを鋭匙などで剝ぐと容易に切除できる。椎弓切除範囲は，頭側は正中部で黄色靱帯付着部を超えるまで，外側は尾側で上関節突起が一部露出するまでとする（図3D）。上関節突起がどの程度露出するまで椎弓切除が必要かは症例ごとに異なるため，事前にCT画像を検討しておく。黄色靱帯の石灰化を伴う症例では，石灰

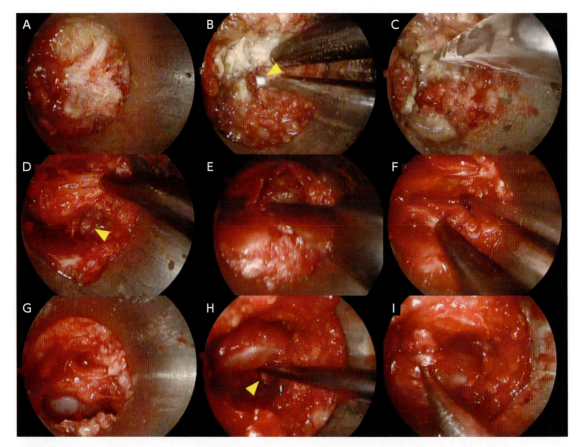

図3 腰部脊柱管狭窄症（L4/5）に対する内視鏡下棘突起縦割腰椎椎弓切除術の術中内視鏡所見

画面左が頭側，上が患者の右。
A：内視鏡を挿入すると棘突起基部が見える
B：棘突起基部をドリリングし，尾側正中で黄色靱帯が露出（矢頭）
C：黄色靱帯露出部を拡大するようにノミで椎弓を切除
D：L5左上関節突起が露出（矢頭）
E：円筒形レトラクターおよびノミは先端を外側に傾け，L5椎弓頭側および左上関節突起内側をノミで切除
F：L5椎弓頭側および左上関節突起内側の骨片と黄色靱帯深層とを一塊として切除
G：硬膜管左側が露出。右側は硬膜管背側に黄色靱帯が残った状態
H：左L5神経根分岐部を確認（矢頭）
I：右頭側の黄色靱帯を鋭匙で切除

化した黄色靱帯を上関節突起と誤認し除圧不足となることがあるため，側面透視や正中からの距離なども参考にする。

椎弓切除をすべてドリルで行う方法もあるが，ノミを使用することで手術時間を短縮できる。ノミの場合，下関節突起と上関節突起との硬さの違いにより椎間関節面に到達したことがわかりやすく，上関節突起の切除も容易である。刃先を外側に向ければ硬膜損傷や神経根損傷のリスクは高くない。欠点は骨切除面からの出血であるが，ボーンワックスで問題なく止血可能である。

6）上関節突起〜椎弓頭側および黄色靱帯深層切除

黄色靱帯深層は，尾側部では下位椎弓頭側および上関節突起の腹側面に付着している。下位椎弓頭側および上関節突起内側をノミで切除することにより（図3E），骨片と黄色靱帯深層とを一塊として切除できる（図3F）。外側に黄色靱帯が残る場合には，上関節突起の切除を追加するか，曲がり鋭匙で上関節突起腹側を探り黄色靱帯を剥離，摘出する。硬膜管外側部

および神経根分岐部を直視し，さらに曲がり鋭匙やボールプローベで椎弓根内側を触知して尾側の除圧が十分であることを確認する（図3G，3H）。

7）頭側外側の黄色靱帯切除

頭側正中部の椎弓切除が黄色靱帯付着部を超えていれば，正中付近の黄色靱帯は前段階までに切除されているはずである。黄色靱帯付着部は外側部では頭側に伸展しているため，この時点では頭側外側の黄色靱帯が残っている。曲がり鋭匙を椎弓腹側に沿わせ，付着部を剝がすようにして切除する（図3I）。黄色靱帯を十分に切除できない場合には，分離症にならない程度まで椎弓切除を拡大する。ここは神経根分岐部から遠い場所ではあるが，硬膜管の十分な拡大を得るためにはしっかりと黄色靱帯を切除すべきである。

8）閉創

硬膜外腔に陰圧ドレーンを挿入し，左右の棘突起片に2mmスチールバーで穴を開け，非吸収糸で正中縫合する。皮膚切開が小さいため，皮下脂肪の厚い症例では深部での棘突起縫合は難しく，棘突起の再建が困難なこともある。棘上靱帯を非吸収糸でしっかりと縫合し，皮下組織および真皮を吸収糸で縫合する。
図4に手術前後の画像を示す。

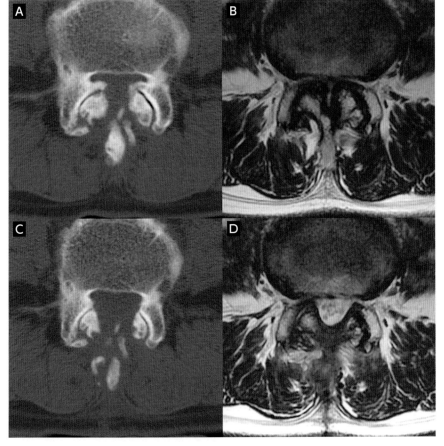

図4 腰部脊柱管狭窄症（L4/5）に対する内視鏡下棘突起縦割腰椎椎弓切除術前後画像（図2，3と同一症例）
A：術前CT axial像
B：術前MRI axial像
C：術後CT axial像
D：術後MRI axial像

3. 棘突起縦割腰椎椎弓切除術の利点と問題点

1) 利点

■ 止血操作

筆者はトロンビン溶解液に浸したインテグランを用いている。その先に脂肪組織をつけて止血を行うこともある。インテグランを除去するときに血餅が一緒に剝がれて再出血することがあるが、脂肪を用いると、剝がれることなく再出血を防ぐ効果がある。　　　（稲波弘彦）

前述した通り、正中進入法は片側進入法における椎間関節損傷などの問題点を克服できる。それ以外にも、正中進入法には多裂筋および神経根の後枝内側枝の損傷を避けられるという利点がある。多裂筋の損傷が少ないため、筋層からの出血による術後血腫のリスクは低いと考えられる（棘突起断面から出血の可能性はあるが、筆者は棘突起縦割をドリルで行う方法にしてからこの部分の出血に悩まされたことはない）。また、内視鏡下の片側進入椎弓切除は、初心者にはorientationがわかりにくく、特に対側の除圧に苦労するが、正中進入法ではorientationがわかりやすく、初心者にも取り組みやすい手術と言える。

2) 問題点

問題点としては、次の2つが挙げられる。1つ目は片側進入法と比較して手術時間が長くなることである。筆者は2017年4月から2018年3月までの期間に、腰部脊柱管狭窄症に対する両側除圧術を片側進入法で24症例30椎間、棘突起縦割法で30症例44椎間に対して行った。1椎間当たりの平均手術時間は片側進入法が70分であったのに対し、棘突起縦割法では78分であった。適応症例が異なるため直接の比較はできないが、棘突起縦割腰椎椎弓切除術では棘突起縦割および再建を要することが長時間化の主な要因と考えられる。

2つ目は、縦割した棘突起を最後に縫合するとは言え、完全に正常構造に戻せるわけではなく、死腔もできることである。正中部の侵襲が術後の不安定性を悪化させる可能性はあるが、腰部脊柱管狭窄に対する手術の際に棘間靱帯を切除してアプローチをしても、それほど不安定性を生じなかったという報告[4]もある。また、死腔ができることで感染のリスクが高まる可能性はあり、片側進入法以上に閉創前の洗浄を入念に行う必要がある。

◎

脊柱管狭窄症は発育性に脊柱管が狭いところに加齢性変化を生じて発症することが多く、椎間関節間の幅が狭い症例や変性の強い症例に遭遇することは多い。それらの症例では、内視鏡熟練者であっても椎間関節を温存した除圧に技術を要する。初心者であればなおさらであるが、正中進入法により椎間関節温存の難度を下げることができる。棘突起縦割腰椎椎弓切除術は初心者こそ習得すべき手技と考えられる。

◉ 文献

1) Watanabe K, et al:Lumbar spinous process-splitting laminectomy for lumbar canal stenosis. Technical note. J Neurosurg Spine. 2005;3(5):405-8.

2) 柳澤和芳, 他：腰部脊柱管狭窄症に対する新しい内視鏡下除圧術　棘突起間正中進入椎弓間除圧術. 脊椎・脊髄神経手術手技. 2006;8(1):105-8.

3) Mikami Y, et al:Tubular surgery with the assistance of endoscopic surgery via midline approach for lumbar spinal canal stenosis:a technical note. Eur Spine J. 2013;22(9):2105-12.

4) Yuzawa Y:The interspinous ligament should be removed for the decompression surgery with the case of lumbar spinal canal stenosis. Arch Orthop Trauma Surg. 2011;131(6): 753-8.

エキスパート コメント

湯澤洋平

変性が強い，椎間関節が立っているという症例はオープンでも手術が難しい。その対処法を本項で詳細に述べたが，必ずしも全例で正中縦割をしなくてもよく，症例に応じて棘突起の後方先端部分を進入時にノミで少し落とすなどの手技の選択肢を持っているのもよい。これらは狭窄症の内視鏡下除圧で最も難しい部分であり，内視鏡下除圧の技術の到達点として目標にしたい。

注意点としては，椎間関節温存が目標になってしまい除圧不足とならないようにすることである。除圧が本来の目的であるのに，椎間関節温存のため除圧不足になったのでは本末転倒である。不安定性の少ない椎間では，片側の下関節突起を予定より大きく切除してしまっても，すぐさま固定術が必要になるわけではない。除圧という本来の目的を達していないのは避けなければならない。除圧術後に追加として固定術が必要になることは一般的にもあるので，その旨を術前に患者に説明しておくことも必要である。

11 L5/S1椎間孔外病変の解剖学的所見と内視鏡手術

稲波弘彦

L5/S1椎間孔外病変は，Wiltseらによってfar-out syndromeと名づけられ[1]，見落とされがちな病変である。椎間孔内外病変に対する手術では，内視鏡手術が圧倒的に優れている。従来の手術方法では，椎間関節の切除，その結果としての固定術が必須であるが，内視鏡手術では固定術を避けられる場合が多いからである。

一方で，L5/S1の椎間孔外病変は他の腰椎椎間孔病変とは明らかに違っている。そこで筆者は，晒骨の計測と屍体の解剖を行った。また，診断の要点と内視鏡手術手技に関して述べる。

1. 骨学的検討

東京大学医学部の骨学実習に供される晒骨25セットを用いた。後に述べるL5/S1椎間孔外病変の要点であるMRIでのL5/S1椎間板sliceにおいて，仙骨翼が含まれる（すなわち仙骨翼が椎間板高位まで伸びていること。以下，高仙骨翼）(図1)頻度を調査した。25セット中1セットはL5がS1と癒合していたので，24セット48側では7側に高仙骨翼が認められた。よって，出現頻度は14.6％であった。

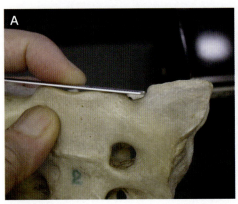 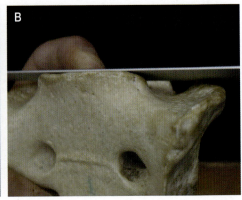

図1 晒骨での検討
A：仙骨翼の上端はS1骨性終板の頭側まで伸びている
B：仙骨翼の上端はS1骨性終板の頭側まで至っていない

2. 解剖学的検討

東京大学医学部で解剖実習に使用される屍体8体16側のL5/S1椎間孔外を解剖し，L5神経根の背側の組織を調べた。16部位中11部位に靱帯様組織(図2)を，2部位に筋肉様組織

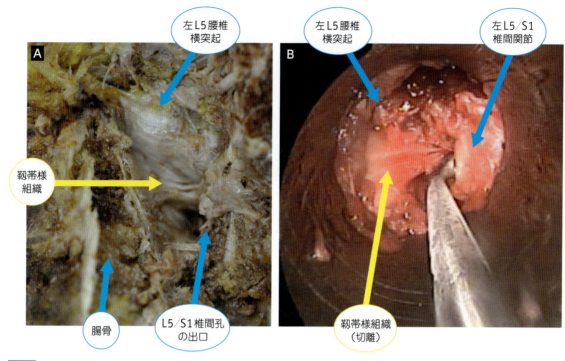

図2 靱帯様組織
A：解剖所見，B：手術所見（A, Bともに左側）

（図3），1部位に変性した肉芽様組織（図4）を認め，2部位でははっきりとした組織は認めなかった。いずれの組織も腸骨稜から椎間関節方向に走行しており，これらは他の椎間で認められる横突起間靱帯が頭尾側方向に走行しているのと相違していた。その組織の厚さは1例の筋肉様組織と2例の靱帯様組織で厚く，3例の靱帯様組織で中等度の厚さであった。残りの8例では薄い組織であった。Lukらは腸腰靱帯は胎生期には全例筋肉組織であったが，10歳代から靱帯組織に変化していると述べている[2]。本検討で認められた筋肉様組織は，老齢期になっても靱帯組織に変化しなかった例と考えられる。

3. 診断

まずは，L5神経根障害であることの確認である。疼痛や知覚障害，錯感覚の部位と皮節を参照して，障害されている神経根を想定する。筆者が日常診療で最も信頼している皮節は，Nittaらの選択的神経根ブロックによるもの（L4，L5，S1のみ）[3]である。最終的には選択的神経根ブロックで確認する。

次にL5神経根障害の部位である。解剖学的脊柱管（椎間孔は含まれない）でのL5神経根障害，すなわち外側陥凹狭窄の場合は画像診断が容易である。一方，椎間関節嚢腫がある場合には狭窄の程度が低くても症状を起こすことがある。また筆者は，立位でのみ神経根症が起こり，MRIでの狭窄所見が軽度である症例では，臥位で体重の半分を負荷する装置によってMRIを撮影すると外側陥凹での狭窄が明らかになった例を経験している。

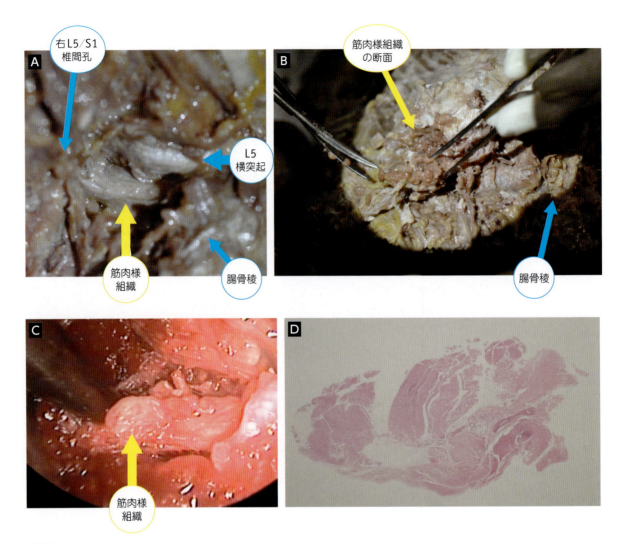

図3 筋肉様組織
A・B：解剖所見（BはAの筋肉様組織の断面），C：手術所見，D：Cの鏡検像の断面（いずれも右側）

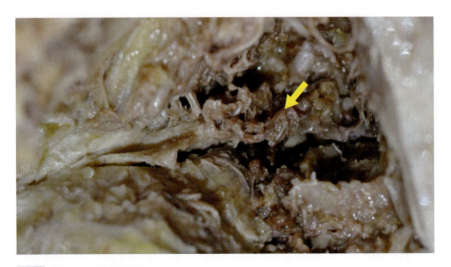

図4 変性した靱帯様組織
臨床上，このような組織は見当たらなかった。

1) 発現機序

症状の発現機序は，いわゆるヘルニアと狭窄症とにわけて考えると整理しやすい。これは脊柱管内病変でも同様である。「腰椎椎間板ヘルニア診療ガイドライン」（日本整形外科学会）では，ヘルニアの定義として安静時痛を推奨している[4]。この意義は，ヘルニアの症状発現機序を炎症によるものとしていることであろう。すなわち，安静時痛がある場合には椎間板が神経に接している程度の膨隆のみでも症状を起こす。

一方，立位や歩行時のみに症状が起こる場合には狭窄症として考える。狭窄症は神経根への圧迫が発現機序であり，画像上の椎間板膨隆は空間占拠病変として機能する。この場合には，膨隆部で神経根を圧迫するcounter partの存在や，神経根の椎間孔外の経路が半閉鎖空間であること，あるいは神経根の可動性の低下などにより症状が発現する。筆者がL5神経根のL5/S1椎間孔外での障害として手術を行った症例では，全例で仙骨翼がS1椎体終板を含む平面の頭側まで位置していた。

L5/S1椎間板高位のaxial viewにおいて，S1上関節突起と椎間板そして仙骨翼で囲まれた空間には，T1並びにT2強調MRI画像でやや低信号の物質が充満しており，これは解剖学的検討で認めた靱帯，筋肉あるいは肉芽組織としての画像と適合すると思われる。この空間の内圧が姿勢によって上昇し，手術所見からも前述した組織がcounter partとしての主因子を構成するのであろうと考えている。また，画像上空間がある程度閉鎖されていなくても，神経根が小さな靱帯様組織[5]などでその可動性が制限されている場合，神経自体の柔軟性が失われている場合，後根神経節の位置などによって，一方向からの圧迫でも神経根への圧迫を起こしうるであろう。

2) 診断のポイント

椎間孔内外狭窄あるいはヘルニアで筆者が重視しているMRI画像を**表1**に示す。本障害では，L5神経根は通常の走行に比べて横走しており[6]，diffusion tensor imaging（DTI）[7]で神経根像は途絶していることがある。L5の選択的神経根ブロックは必須であり，症状の軽減を判定の材料とすべきである。しかし，造影剤による刺激作用，局所麻酔薬の種類によって効果がない場合もあり注意を要する（**表2**）。

また，同時にL4/5の外側陥凹狭窄を合併している例も少なからず存在する[8]。数々の診断手技が報告されているが決定的なものはなく，L5神経根障害でL5/S1椎間孔外障害を疑い，総合的に診断する必要がある。

表1 椎間孔内外障害でのMRI診断

椎間孔狭窄・椎間孔ヘルニア	T1強調MRI画像の椎間孔の矢状断面像と3D FIESTA画像（GEヘルスケア・ジャパン社）の前額断画像
椎間孔外ヘルニア	MRIT2強調椎間板高位の断面像と3D FIESTA画像（GEヘルスケア・ジャパン社）の前額断画像
椎間孔外狭窄	MRIのaxial view。S1上関節突起，仙骨翼上部そして椎間板で囲まれた部分のT2低信号領域の存在

表2 神経根障害診断のピットフォール

- 皮節の高位の違い
- 椎間椎間症，仙腸関節症などによる同様の症状
- conjoined nerve root
- 神経根ブロック：下位の神経根には効く。造影所見は再現性が乏しい。造影剤の刺激作用やキシロカイン無効例による偽陰性

11．L5/S1椎間孔外病変の解剖学的所見と内視鏡手術

4. 診断の補助〔感覚神経活動電位（sensory nerve action potential；SNAP）[9]とDTI〕

2013年6月から2014年12月までに筆者がL5神経根障害と診断し，L5/S1のみの手術を行い，腓骨神経のSNAPを行った22例中，左右ともにSNAPが導出できなかった例は5例，左右差が50%未満であった例は6例であった。残り11例のうち，患側のSNAP値が健側の50%以下であった例は10例，健側のそれが患側の50%以下であった例は1例であった。また，2015年8月から2017年12月までの19例において，左右ともにSNAPが導出できなかった例は3例，左右差が50%未満であった例は7例であった。残り9例のうち，患側のSNAP値が健側の50%以下であった例は8例，健側のそれが患側の50%以下であった例は1例であった。したがって，腓骨神経のSNAPが導出され，左右差が50%以上あれば，その診断能は高いと言える。一方で，SNAPの有意差は後根神経節より近位部の障害を否定しているわけではないことに留意する必要がある。

2015年8月から2017年12月の同じ症例群でDTIを行った18例では，そのうち12例でL5の神経根画像は途絶あるいは途絶に近い画像所見であった（図5，6）。

5. 手術手技（図7，8，動画1）

手術手技に関してはいくつか報告があるが[10〜12]，ここでは筆者の経験に基づいて述べる。
①L5/S1椎間板平面で正中から50〜60mm患側に18mmの縦切開を置く
②皮下脂肪を採取
③指で横突起，椎間関節そして仙骨翼基部を触知する
④ダイレーターで上記3つの組織を剝離する（横突起は骨折しやすい）
⑤円筒形レトラクターを挿入・設置する
⑥椎間孔，横突起，仙骨翼基部を指標に軟部組織を切除する（椎間孔から出る血管からの出

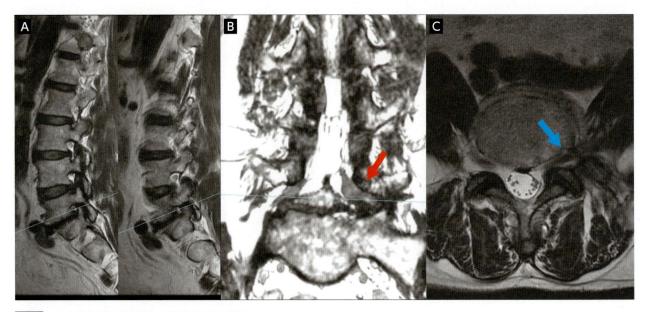

図5 左L5神経根の椎間孔外狭窄のMRI所見
A：左の椎間孔を通る断面のT2強調画像（椎間孔狭窄は認められない）
B：3D FIESTA画像（GEヘルスケア・ジャパン社）。左右の後根神経節を含むL5神経根（赤色矢印）がよく見える
C：L5/S1椎間板平面の断面。椎間板，S1上関節突起そして仙骨翼で囲まれた空間があり，T2強調画像でやや低信号である（青色矢印）

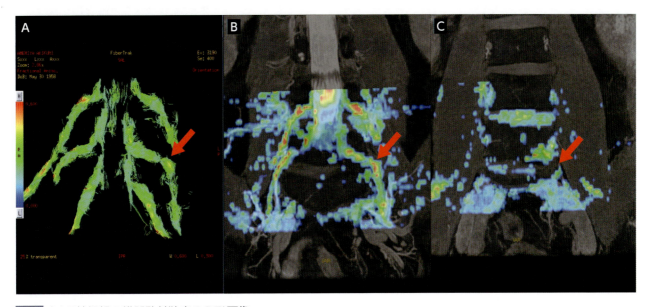

図6 左L5神経根の椎間孔外狭窄のDTI画像
CとBを比較すると，神経根のDTI画像が途絶している部位と椎体骨との位置関係がよくわかる（赤色矢印はほぼ同じ部分を示している）．
A：通常のDTI画像，B・C：筆者がGEヘルスケア・ジャパン社と共同開発したCosmic MRI画像と各前額断面でのDTI画像の合成像

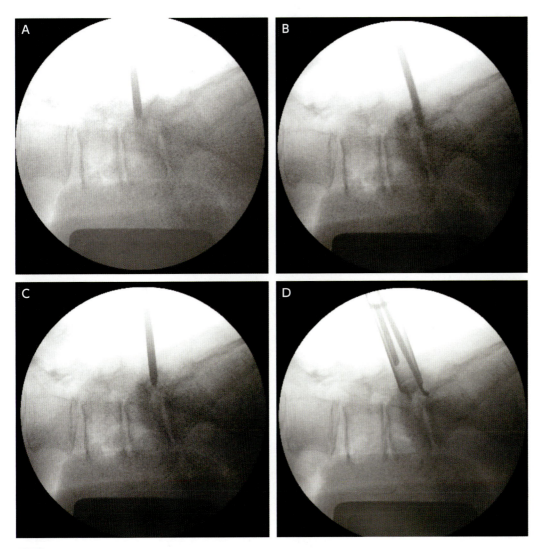

図7 ダイレーターによる剝離と円筒形レトラクターの設置手順
ダイレーターによって，横突起（A），仙骨翼の基部（B），そして椎間関節の外側（C）を剝離・確認する．椎間関節の外側部（D）に円筒形レトラクターを挿入・設置する．

11．L5/S1椎間孔外病変の解剖学的所見と内視鏡手術

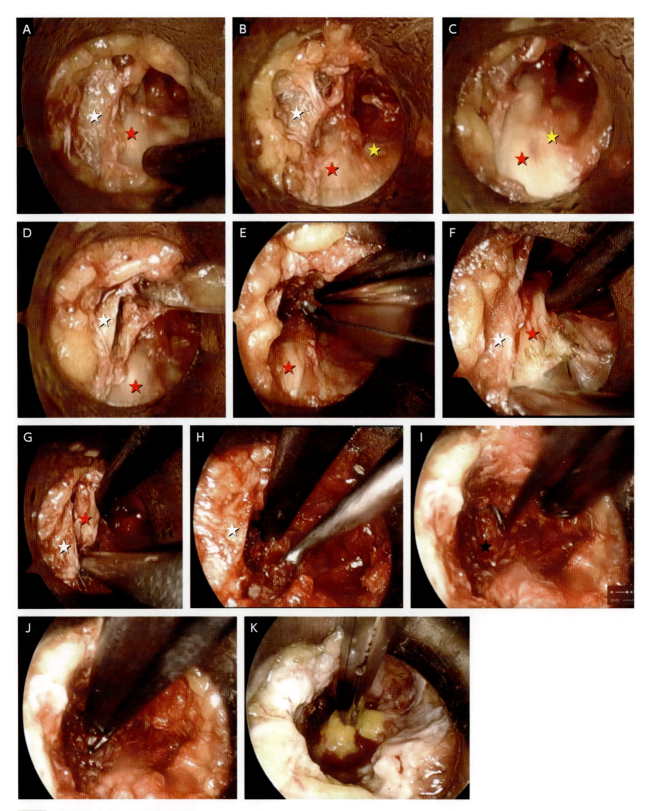

図8 円筒形レトラクター内の操作

A：L5横突起の展開
B：靱帯の尾側の展開
C：靱帯の確認
D：横突起基部頭側の部分切除
E：上関節突起外側の部分切除
F：靱帯の切除。右上の機器は吸引管，下中央はハサミ
G：靱帯の切除。靱帯は翻転してある
H：靱帯下組織の切除
I：除圧の確認（椎間孔方向）
J：除圧の確認（ボールプローベで外側方向を）
K：脂肪の移植

☆：左L5横突起，★（赤）：靱帯組織，★（黄）：仙骨翼，★（黒）：L5神経根
※すべて，上：中央側，左：頭側，右：尾側，下：外側

■外側ヘルニアの進入側 or頭側 or 尾側？

外側ヘルニアを切除する際，筆者は原則的に尾側から行っている。神経根がヘルニアで頭側に押し上げられているので，尾側からの切除が安全である。 （稲波弘彦）

■移植脂肪の大きさ

移植する脂肪はできるだけ小さくしている。以前に行った脂肪組織移植による手指屈筋腱の癒着防止実験では，大きな脂肪組織を移植したところ，それが壊死してかえって癒着をまねいたからである。 （稲波弘彦）

血が起きやすい。小まめで十分な止血操作を心がける）

⑦L5神経根を除圧する（神経根の同定には神経刺激器を用いるとよい）

⑧（S1上関節突起の外側の切除が必要となる場合がある）

⑨長母趾伸筋（extensor hallucis longus muscle；EHL）の運動誘発電位（motor evoked potential；MEP）が35%以上上昇すれば，除圧ができたと考えられる[13]

⑩神経根周囲に脂肪組織を移植する（脂肪片はその壊死を避けるため，小さいものが良い）

⑪術後アロディニアが起こりそうな場合には，神経根に副腎皮質ホルモンを注入する

⑫止血を確認する

⑬吸引ドレーンを挿入する

⑭層ごとに閉創する

1）手術の留意点

- 体位：透視下に，両側の椎間孔が重なって見えるようにする（体軸の回旋，傾きがないように留意する）
- 皮切：腸骨稜が高位にある場合，皮切を高位にするか，より内側にする
- 出血：椎間孔から出る動脈があり，小まめな止血操作が望まれる
- 位置確認：orientationを失ったら，透視装置を動かして前後方向にて確認する
- アロディニアが起こったら早期に副腎皮質ホルモンを投与する。予測される場合には，副腎皮質ホルモンを直接神経根に注入しておく
- 椎間孔内狭窄を伴っている場合も多い。ボールプローベで確認し，長めの鋭匙などで除圧する

6. 本治療法の限界

除圧のみでは，一時的に症状が改善されても再発して固定術が必要になる例がある。機能撮影でのL5/S1の動きが判断材料になるという報告があるが[11]，筆者は現在どのような例に最初から固定術が必要になるかわかっていない。

◉ 文献

1) Wiltse LL, et al：Alar transverse process impingementof the L5 spinal nerve：the far-out syndrome. Spine. 1984；9（1）：31-41.

2) Luk KD, et al：The iliolumbar ligament. A study of its anatomy, development and clinical significans. J Bone Joint Surg Br. 1986；68（2）：197-200.

3) Nitta H, et al：Study on dermatomes by means of selective lumbar spinal nerve block. Spine. 1993；18（13）：1782-6.

4) 腰椎椎間板ヘルニア診療ガイドライン改訂第2版. 日本整形外科学会, 日本脊椎脊髄病学会, 監. 日本整形外科学会診療ガイドライン委員会/腰椎椎間板ヘルニア診療ガイドライン策定委員会, 編. 南江堂, 2011, 前文.

5) Kraan GA, et al：Extraforaminal ligament attachments of human lumbar nerves. Spine （Phila Pa 1976）. 2005；30（6）：601-5.

6) Yamada H, et al:Improved accuracy of diagnosis of lumbar intra and/or extra-foraminal stenosis by use of three-dimensional MR imaging : comparison with conventional MR imaging. J Orthop Sci. 2015;20(2):287-94.

7) Eguchi Y, et al:Diagnosis of Lumbar Foraminal Stenosis using Diffusion Tensor Imaging. Asian Spine J. 2016;10(1):164-9.

8) Kanamoto H, et al:The diagnosis of double-crush lesion in the L5 lumbar nerve using diffusion tensor imaging. Spine J. 2016;16(3):315-21.

9) Ando M, et al:Electrophysiological diagnosis using sensory nerve action potential for the intraforaminal and extraforaminal L5 nerve root entrapment. Eur Spine J. 2013;22(4):833-9.

10) Matsumoto M, et al:Extraforaminal entrapment of the fifth lumbar spinal nerve by osteophytes of the lumbosacral spine:anatomic study and a report of four cases. Spine(Phila Pa 1976). 2002;27(6):E169-73.

11) Yamada H, et al:Efficacy of novel minimally invasive surgery using spinal microendoscope for treating extraforaminal stenosis at the lumbosacral junction. J Spinal Disord Tech. 2012;25(5):268-76.

12) Lee S, et al:Extraforaminal compression of the L-5 nerve root at the lumbosacral junction:clinical analysis, decompression technique, and outcome. J Neurosurg Spine. 2014;20(4):371-9.

13) 志保井柳太郎, 他：腰椎椎間孔狭窄に対する内視鏡下除圧における術中脊髄モニタリング振幅変化と除圧効果の検討. 関東整災誌. 2015;46(5):235-9.

14) Cho SI, et al:Microsurgical Foraminotomy via Wiltse Paraspinal Approach for Foraminal or Extraforaminal Stenosis at L5-S1 Level:Risk Factor Analysis for Poor Outcome. J Korean Neurosurg Soc. 2016;59(6):610-4.

15) Eguchi Y, et al:Clinical applications of diffusion magnetic resonance imaging of the lumbar foraminal nerve root entrapment. Eur Spine J. 2010;19(11):1874-82.

| エキスパート
| コメント
|
| 矢吹省司

椎間孔内・外での神経根障害は，hidden zoneと言われる部位での神経根障害であるが，決して稀な病態ではない。椎間孔をすべて解放し（椎間関節をすべて切除），神経根を観察し，固定術を併用する手術がなされてきたが，外側からのアプローチが行われるようになり固定術が不要になった。さらに内視鏡を使用することで，軟部組織への侵襲を小さくすることが可能になった。

この動画では，orientationをしっかりつけていることがわかる。横突起の下縁，椎弓の外縁（関節突起間部外縁），およびL5/S椎間関節を同一視野で確認できるようにしてから，骨切除を開始している。どのような手術にも言えることだが，orientationを誤ると手術がうまくいかない。内視鏡手術では視野が限られるため，特に重要である。骨切除後には横突起間靱帯が現れる。これを慎重に切除すると，軟部組織や脂肪に被われた神経根が現れる。神経根の可動性が乏しい場合は，神経根前方の骨棘や下方の膨隆した椎間板が神経根を後方や上方に圧排している可能性があるので，これを確認しなければならない。ただし，椎間孔内には神経細胞を含み刺激に敏感な組織（後根神経節）があるため，神経根の可動性を確認する際は慎重に行う必要がある。

2章

PELDシステムを用いた脊椎内視鏡手術

2章　PELDシステムを用いた脊椎内視鏡手術

1 PELDの適応
──特に初学者が選ぶべき症例，避けるべき症例

古閑比佐志

1. PELDの日本における広がり

閉鎖式内視鏡システムであるPELD（percutaneous endoscopic lumbar discectomy）を用いた腰椎椎間板ヘルニアの手術は，近年日本においても急速に普及してきた。その一方で各種合併症も報告されるようになってきており，PELD導入時における各医療機関での適切な症例選択が重要になっている。本項では，PELD開始時に選ぶべき症例，あるいは避けるべき症例や手術手技に関して解説する。

1）PELD普及の背景

PELDは最も低侵襲な腰椎椎間板ヘルニアの術式として2003年にわが国にも導入されたが，その手技的困難さから，なかなか一般的手術手技とはならなかった。しかし，帝京大学教授であった出沢　明先生（現・出沢明PEDクリニック院長）をはじめとする先人たちの教育に対する情熱によって〔cadaverトレーニング，ドライコース，講習会など。詳細はリンク参照：日本PED研究会（http://jped.kenkyuukai.jp/event/）〕近年急速に普及してきた。日本整形外科学会（以下，日整会）の統計によると，2012～2014年までは1,000件前後で推移していたが，2015年は2,583件と一気に前年の倍になり，脊椎内視鏡手術全体における比率も16.76％と統計を開始してから初めて1割を超えた。 さらに2016年には3,033件と，全脊椎内視鏡手術の2割にせまる勢いである（表1）。また，整形外科医のみでなく脳神経外科医も注目する手術手技となり，脳神経外科コングレスなど教育的学会においてもメインテーマのひとつとして取り上げられるようになってきた。

整形外科学会では，脊椎内視鏡下手術・技術認定医第三種として技術認定制度が2013年から始まり，2017年時点で24名が取得している。脳神経外科学会においても技術認定制度が2016年から開始され，現在まで12名が認定されている[1,2]。

手術適応も，その技術上の安全を担保しつつ徐々に腰椎椎間板ヘルニア以外にも拡大され，最近ではaneurysmal bone cystに対する手術適応も報告されている[3]。

2）合併症

手術数の増加と手術適応の拡大に伴い，合併症の報告も蓄積されるようになっており，日整会の統計では表1に示すような合併症が報告されている。従来法と比較して重大な合併症を

生じたり，各種合併症率が増加したりするようでは，手術方法としてさらなる普及は望めない。現時点においては，外側ヘルニアを除くMEDのインシデント・アクシデント発生率より常に低い値を示している（表1）。2015年までは，MEDのインシデント・アクシデント発生率は常に2%を超えているが，PELDのそれは1%前後で推移していた。しかし2016年の最新の統計では，MED 1.6%に対してPELD 1.5%と，ほぼ差がなくなっている。この要因としては，MEDの技術向上のみでなく，PELDの件数の急激な増加に対して，十分な技術取得が伴っていないことが否めない。インシデント・アクシデントの詳細としては，神経／馬尾損傷や硬膜損傷が多いが，2014年まではいずれもレベル3bまでで，患者に後遺症などの永続的不利益をもたらすほどには至っていない（インシデント・アクシデントレベルの詳細に関しては表2を参照）。手術総数が一気に増加した2015年に初めてレベル4が報告された。続く2016年も1件ではあるがレベル4が報告されている。症例数の増加とともに

表1 PELDにおける合併症の割合

集計年（1〜12月）	内視鏡手術総数	PELD総件数	PELD割合（%）	インシデントアクシデント件数	事象割合（%）	事象内容	影響レベル						MEDのインシデント割合（%）*
							1	2	3a	3b	4	5	
2012	10,962	929	8.45	3	0.3	神経／馬尾損傷		1		1			2.4
						硬膜損傷			1				
						血腫							
						感染							
						従来法変更							
2013	13,004	1,199	9.23	13	1.1	神経／馬尾損傷		1		1			2.2
						硬膜損傷		3	4				
						血腫				1			
						感染				2			
						従来法変更	1						
2014	13,731	1,272	9.26	20	1.6	神経／馬尾損傷			4	2			2.4
						硬膜損傷		4	4				
						血腫				3			
						感染				2			
						従来法変更	1						
2015	15,413	2,583	16.76	27	1.0	神経／馬尾損傷	1	3	3		2		2.4
						硬膜損傷	1	3	9		1		
						血腫				1			
						感染							
						従来法変更			3				
2016	16,160	3,033	18.77	48	1.5	神経／馬尾損傷		4	4				1.6
						硬膜損傷		7	19	1			
						血腫				2	1		
						従来法変更	2		2				
						レベル誤認	1	1	2				

＊：外側は除く

（日本整形外科学会「脊椎内視鏡下手術の現状」をもとに作成）

表2 インシデント・アクシデントレベル

影響レベル	分類	内容
レベル0	ヒヤリハット	誤った行為が発生したが，患者には実施されなかった場合
レベル1		誤った行為を患者に実施したが，結果として患者に影響を及ぼすに至らなかった場合
レベル2	インシデント	行った医療または管理により，患者に影響を与え，処置や治療は行わなかったが，観察強化が必要となった場合
レベル3a		行った医療または管理により，本来必要でなかった簡単な治療や処置（消毒，湿布，鎮痛薬投与などの軽微なもの）が必要となった場合
レベル3b	アクシデント（医療事故）	行った医療または管理により，本来必要でなかった濃厚な治療や処置（予定外の処置や治療，入院，入院期間延長など）が必要となった場合
レベル4		行った医療または管理により，長期にわたり治療が続く，または障害が永続的に残った場合
レベル5		行った医療または管理が原因となり，死亡した場合

（国立大学附属病院 医療安全管理協議会が定めた「影響度分類」に準ずる）

にアクシデントのレベルが上がることは，術者の技術習熟度に問題があるか，手術適応が拡大されたことを意味している。しかしながら，このような統計がしっかりとられていること自体が重要で，出沢　明先生らのご尽力の賜物である。脳外科においても2017年の手術症例から同様の統計を行っていく予定で，日本においては整形・脳外を問わずPELD術者に手術成績のフィードバックが行われ，技術向上が継続して図られていくことが期待される。PELDはMEDなどと比較して初期のlearning curveがゆるやかである。また，初期の30例くらいが，確実な手術手技を取得する上からもきわめて重要であることは，著者自身あるいは当院PELDセンターで研修しているフェローたちの習熟度をみていても痛感する。

2. PELDを経験する前に

1) 資格・条件

PELDを実施するにあたり，当院ではまず十分な脊椎手術を経験したあとに取り組んでもらっている。具体的には，整形外科医であれば日本脊椎脊髄病学会の指導医，あるいは脳神経外科医であれば日本脊髄外科学会の認定医がそれに相当する。一方，これらがまだ取得できていなくても，当院ではMEDを十分経験し（助手を含め100例以上，術者として50例以上），内視鏡下の2次元術野に習熟した者には，PELDの技術取得を開始してもらっている。今後は前記2学会が1つの団体として統合されるため，指導医・認定医に相当する「脊椎脊髄外科専門医」がPELD習得のための前段階となるだろう。

2) PELDの難しさ

PELDは操作スペースの直径が4mm前後と非常に狭い範囲で鉗子などの道具を操作しなければならない（図1A）。これが技術的困難さを生んでいる半面，外径が7mm程度と細いため，3種の異なるアプローチ方法〔transforaminal法（TFA），posterolateral法（PLA），

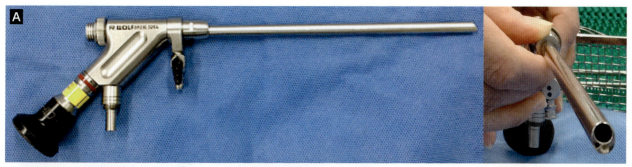
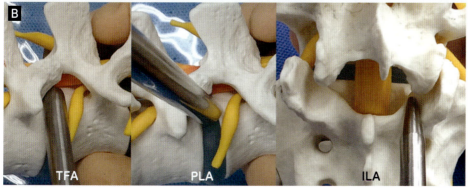
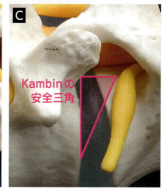

図1 PELDの基本
A：PELD用の内視鏡の外観（Richard Wolf社製, working channel 4.1mmの内視鏡）
B：PELDの異なる3種類のアプローチ方法〔transforaminal法（TFA）, posterolateral法（PLA）, interlaminar法（ILA）〕
C：模型上に描いたKambinの安全三角

interlaminar法（ILA）〕を駆使して（図1B），その困難さを補填することが可能である。TFAとPLAは刺入角度が異なるものの，いずれ「Kambinの安全三角」と呼ばれる神経組織の存在しない部位（図1C）を経由して椎間板に到達できるので，当院では最初の10例程度は必ず，術者としてTFAかPLAを行ってもらっている。

3. 初学者が経験すべき初期30例

1）Kambinの安全三角

「Kambinの安全三角」とは，尾側椎体頭側の終板，上関節突起の腹側面そしてexiting nerveで囲まれた三角形のことである[4]（図1C）。PELDにおける「Kambinの安全三角」に関しては様々な解析が行われているが，Choiらの論文は症例選択という観点から非常に参考になる[5]。Choiらは下位椎体頭側の終板の高さで，exiting nerveと上関節突起腹側との距離を測り，神経損傷（postoperative dysesthesia；POD）を生じた症例ではPODを生じなかった症例より約2mm短かったことを報告している。この報告から，筆者らも術前MRI axial像で，exiting nerveと上関節突起腹側との距離が6mm未満の症例は初学者のTFA/PLAから除外している（図2）。

2）椎間孔内外の動静脈

椎間孔内外の動静脈にも注意を払っている。特にL4/5のヘルニアの場合，L5椎体の

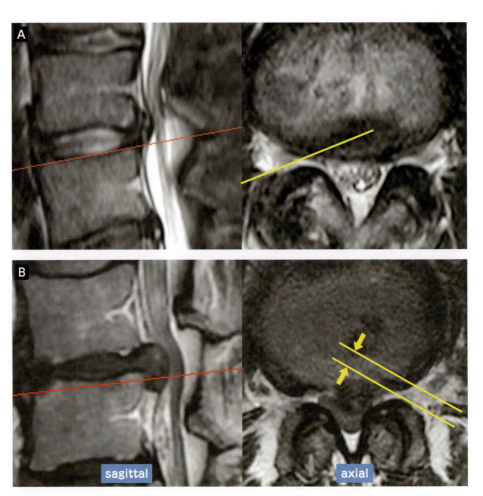

図2 術前MRIによる病態の把握

MRI axial像で，下位椎体頭側終板の高さでexiting nerveと上関節突起腹側との距離を測定．同じL3/4の椎間板ヘルニアであるが，右ヘルニア (A) ではほとんどその距離がない．一方，左ヘルニア (B) では7mmの距離がある．

segmental arteryが欠損し，その代わりL4のsegmental arteryから椎間孔周囲に比較的太い動脈が走行する場合がある．MR myelographyでのsegmental arteryの有無，sagittal像での椎間孔における血管走行を丁寧に読影し，必要があれば造影CTまで実施する．椎間孔近傍での太い動脈の走行が予測される症例もTFA/PLAから除外している．当院では1.5TのMRI（GEヘルスケア・ジャパン社）を使用しているが，MR myelographyとしては3D収集が可能なcoherent oscillatory state acquisition for the manipulation of image contrast (COSMIC) やfast imaging employing steady state acquisition (FIESTA) を用いている．COSMICはFIESTAと比較すると動静脈の差が不明瞭だが，血管としての描出はシャープである（図3）．また，当院ではFIESTAからthin sliceのaxial画像を再構成して，ルートと脱出した髄核の位置関係を検討している．通常のT2 axial画像では判然としない髄核の腋下への迷入が明らかとなるケースが多い（図4）．

3）椎間孔のサイズ

椎間孔のサイズについては，高齢者になればなるほど関節症の所見が出てきて狭小化してくる．特に上関節突起の肥厚は進入の妨げになるが，ドリルやトレファンリーマーを用いた

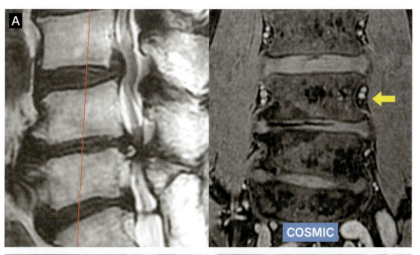
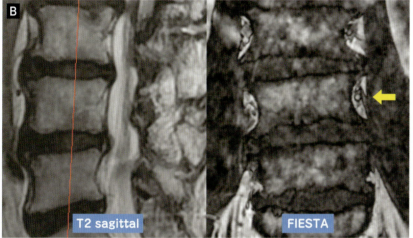

図3 術前MRIによる動脈走行の把握

MR myelography COSMIC (A) とFIESTA (B) の比較（矢印はsegmental arteryを示す）。COSMICは鮮明な描出だが動静脈の差が不明瞭。

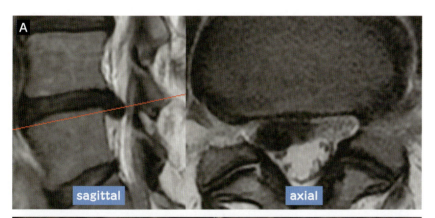
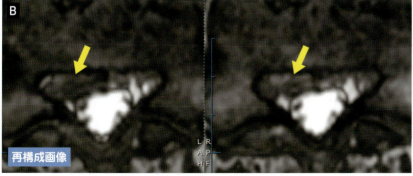

図4 術前MRIによる脱出髄核の位置の把握

A：通常モードでのT2画像。ルートと髄核の位置関係は不鮮明

B：FIESTAからthin sliceのaxial画像を再構成したもの。髄核の腋下への迷入が再構成で明らかとなった（矢印）

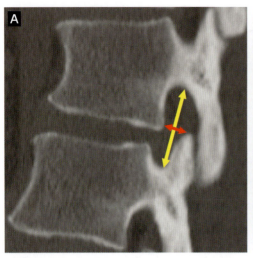
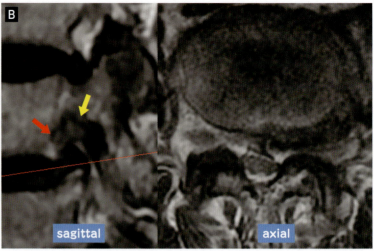

図5 椎間孔サイズとexiting nerve
A：椎間孔サイズの測定（黄色両矢印：foraminal height ≧ 13mm, 赤色両矢印：foraminal width ≧ 7mmならば進入に際し問題はない）
B：MRI sagittal像で確認できるexiting nerve（黄色矢印）とルートの腹側に迷入した外側ヘルニア（赤色矢印）との位置

foraminoplastyはこの問題を解決できる。しかしながら，foraminoplastyはドリルの操作などに特別のテクニックを要するため（☞2章5），当院において初期30例ではforaminoplastyが不要な症例を対象としている。同様の理由からドリル操作の必要な骨化病変も除外対象である。また，椎間板変性の結果としての椎体高の減少は，「Kambinの安全三角」頭尾側の距離を減じて，PODを生じる可能性を高める。筆者らはPLAを行った29例について，椎間孔のサイズを術前CTで計測して，foraminal height ≧ 13mmならば安全に椎間孔に内視鏡を挿入できることを明らかにしている（図5A）[6]。PLAに関してさらに言及すると，外側ヘルニアでは通常exiting nerveはヘルニアの頭側に圧排されていることがほとんどである。したがって，術前にこのことをsagittal像でしっかり確認できていれば，外側ヘルニアは初期例に最も適した対象と言える（図5B）。

4）初期に適さない症例

前述したforaminoplastyのテクニックを用いると，高度にmigrationしている症例でも髄核の摘出が可能であるが，初期例として適当とは言えない。MRIで終板から椎間板の高さを超えてmigrationしたヘルニアは初期30例から除外している。

MEDの外筒（65mm長）が届かないような高度肥満の症例は，PELDの非常に良い適応である。しかしながら，PELDは術中透視を用いた椎間孔などの骨性構造物，内視鏡や鉗子類など道具の位置確認が重要である。透視での画像が不鮮明になるほどの高度肥満は，やはり初期例として適していないと言わざるをえない。

局所側弯（coronal Cobb angle ＞ 13°）や不安定性を示唆する所見（MRIでの"facet fluid sign"，単純撮影やCTでの"vacuum phenomenon"など）を呈する例では，長期成績が悪いことがある[6]。そのような例は禁忌とはならないが，将来的に固定術を行う必要性もあることを術前によく説明しておく必要性がある。

segmental arteryの破格の点から，L4/5ヘルニアでTFAを避けるべき症例があることは前述した。それ以外にもhigh iliacで透視の側面像で，椎間孔に腸骨がかぶってしまう例で

は，通常刺入点をやや頭側に設けなくてはならない。また下位椎体ほど椎間関節が寝ているので，相対的にTFAが難しくなる。L4/5の場合は椎弓間スペースが広い症例もあるので，むしろILAを選択したほうがよい場合も多い。同じ理由からL5/S1もILAを推奨している。ここまでをまとめると，以下のような症例がTFA/PLA初期例として推奨される。

①術前MRI axial像で，exiting nerveと上関節突起腹側との距離が6mm以上

②外側ヘルニア

③L3/4以上の高位片側性ヘルニア

④L4/5の場合はKambinの安全三角近傍を走行する動脈がなく，high iliacでない症例

⑤椎間孔の広い若年者（foraminal height ≧ 13mm，foraminal width ≧ 7mm）

⑥骨化のない症例

⑦高度肥満でない症例

⑧高度にsequestrateしていない症例

4. 初学者が経験すべき初期ILA症例

TFA/PLAを10例ほどこなすと，PELDの操作に少し慣れてくる。内視鏡と外筒を片手で把持することが可能になったらILAにも取り組んでもらっている。久留米大学脳神経外科などILAを側臥位で行っているグループもあるが，解剖学的位置関係を正確につかむためにはやはり腹臥位操作が良いと考える。しかし腹臥位でのILAの場合，内視鏡の把持がTFA/PLA以上に難しくなるので，TFA/PLAでの内視鏡の把持に自信がつくまではILAは避けるべきと考えている。

TFA/PLAと同様に，骨化がある例，高齢者，高度肥満，高度sequestrate例などは，初期例としては適当とは言えない。特に高齢者は黄色靱帯が厚く，その切除に想像以上の時間がかかる場合があるからだ。また，MRI axial像での硬膜管背側の脂肪の存在は，黄色靱帯切除において安心感を与えてくれるサインである（背側からの黄色靱帯切除に際して，硬膜管との間のクッションになる）（図6A）。

初期に経験すべきILAの症例は，やはりL5/S1の広い椎弓間スペースの症例である。具体的には41例の自験例を計測し，椎弓間幅 ≧ 20mmであれば通常骨切除をせず髄核の摘出が可能と考えている[7]。また，L5椎弓下縁のスロープが頭側に向かって弯曲していれば（論文中ではconcaveありと表記している[8]），内視鏡の挿入が容易になる（図6B下段）[8]。

さらにヘルニアのタイプも重要で，硬膜管とルートの腋下に存在するものは，腋下から摘出したほうが神経を圧排しないですむ場合が多い。中心性や比較的大きな（脊柱管前後径に対するヘルニア最高位の高さAP size-ratio > 0.5）のヘルニアも，摘出の際に神経根や硬膜管を過度に圧排する可能性があるので，ある程度経験を経てから行うべきである（図6C）。

進入方向は，MEDなどの後方アプローチよりやや尾側から進入する。皮膚切開は正中から患側5mmくらいに設けて，外側へ向けてobturatorを挿入すると，椎弓間幅 ≧ 20mmあればルートの肩越しにうまく進入することができる。

ILAの手術術式の詳細は本項では言及しないが，以下のような条件がILAを開始するにあたって考慮されるべきである。

①TFA/PLAの経験で，術中の内視鏡の把持が可能になっている

②椎弓間幅 ≧ 20mm（正確にはアプローチサイドで ≧ 10mm）

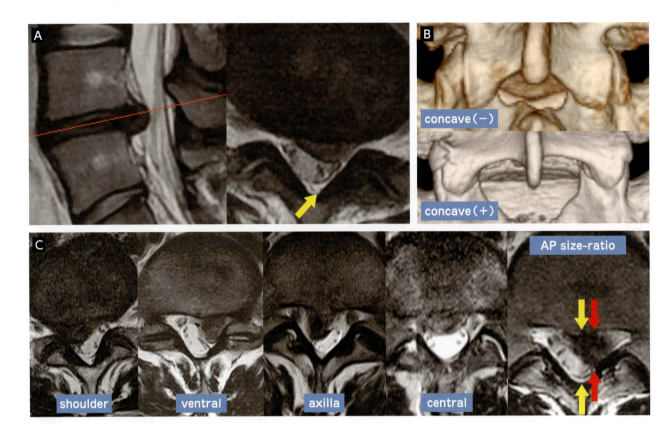

図6 手術難易度を規定する術前画像診断所見
A：MRI axial像での硬膜管背側の脂肪像（黄色矢印）
B：術前3D-CTによるconcaveの有無。concaveがあると神経根の肩口への進入が容易になる
C：ヘルニアの各種タイプと大きさの指標とAP size-ratio（脊柱管前後径に対するヘルニア最高位の高さ 赤色矢印／黄色矢印）>0.5は初期例には適さない

③L5椎弓下縁のスロープが頭側に向かって弯曲している（concaveあり）
④術前MRIでルートの肩口から摘出可能な症例（腋下からのアプローチは難易度が増す）
⑤MRI axial像での硬膜管背側の脂肪の存在
⑥黄色靱帯の肥厚のない症例
⑦比較的小さな（AP size-ratio＜0.5）片側性（shoulderまたはventral type）のヘルニア

5. おわりに

本項では，初学者が経験すべき初期30例のPELD症例の選択にあたって，留意すべき点を述べた。PELDは局所麻酔下で行える椎間板手術として，全身麻酔の行えない基礎疾患を有する患者にも適している。局所麻酔下で行う場合は，患者の状態に配慮してできる限り手術時間を短縮する工夫も必要である。当院では神経筋疾患で全身麻酔のかけられない症例や患者の強い希望以外，基本的には電気生理学的モニター下の全身麻酔で行っている（☞1章9）。全身麻酔の利点は，初学者が時間を気にせず手術が行えること以外に，椎間孔や椎弓間スペースを広げるためのしっかりとした体位を維持できることにもある。本項では言及しなかったが，麻酔方法に関しては指導者とよく相談して，適切な方法を選択していくことが必要と考える。

● 文献

1) 日本脊髄外科学会ウェブサイト
   http://www.neurospine.jp/original47.html/

2) 低侵襲・内視鏡脊髄神経外科研究会ウェブサイト
   http://www.cs-oto.com/lesnm/

3) Shibuya I, et al:Surgical treatment of a lumbar aneurysmal bone cyst using percutaneous endoscopic lumbar discectomy. Eur Spine J. 2017 Sep 23. [Epub ahead of print]

4) Kambin P, et al:Percutaneous lateral discectomy of the lumber spine- a preliminary report. Clin Orthop Relat Res. 1983;174:127-32.

5) Choi I, et al:Exiting root injury in transforaminal endoscopic discectomy:preoperative image considerations for safety. Eur Spine J. 2013;22(11):2481-7.

6) Yokosuka J, et al:Advantages and disadvantages of posterolateral approach for percutaneous endoscopic lumbar discectomy. J Spine Surg. 2016;2(3):158-66.

7) Tonosu J, et al:Consideration of proper operative route for interlaminar approach for percutaneous endoscopic lumbar discectomy. J Spine Surg. 2016;2(4):281-8.

8) Koga H, et al:Minimal laminectomy using the interlaminar approach for percutaneous endoscopic lumbar discectomy. Mini-invasive Surg. 2017;1:56-62.

エキスパートコメント

出沢　明

内視鏡脊椎低侵襲手術手技の応用は，CCDカメラに代表される高性能光学器械の進歩とそれに伴う映像技術の改良，超音波切開装置といった新しい機器の開発に依るところが大である。特に2018年は，2mmの細径電子スコープ（脱CCD）と8K内視鏡の元年である。これらの多くは日本の科学技術の集積である。PEDは1cm以内の内視鏡にカメラとライトソースとworking channelを含むために細くflexibleであり，高性能な画像表示を求められる。特に，固定した拡大画像の顕微鏡と異なり，PEDは360°虫の眼のように動く。そこに熟練した術者ですら手術展開の方向感覚を喪失する理由がある。

primum nil nocere'（侵襲を最小限にする）という考えはヒポクラテスの時代より外科分野での永遠のテーマであった。皮膚切開のみでなくアプローチ起因障害（approach related morbidity）を最小限にすることで対象臓器に到達する影響を可及的に少なくして，早期の社会復帰をめざすことは社会の仕組みが変わってもいつの時代でも同様である。特にIoTに代表されるインターネットで患者の意識が高まった副産物かもしれない。そのためにも，我々技術者はトレーニングを積んで患者へフィードバックして，より高度な技術を維持・普及しなければならない。そのような意味合いで，本項で示される初学者が経験すべき初期30例と合併症の回避は参考となる。術後神経障害（postoperative dysesthesia；POD）は他のMED，MELより頻度が高い。99%は一過性であるが，この手技の特徴であるexiting nerve損傷の回避が導入にあたっての命題でもある。

2 PELD transforaminal法
──特に初学者が注意すべき点

石橋勝彦

1. transforaminal法とは

PELDではアプローチ方法が3つに大別され，経椎間孔（transforaminal），後外側（extraforaminal），経椎弓間（interlaminar），それぞれヘルニアの位置などにより適切なアプローチが選択される。Kambinの安全三角を通じて椎間板に到達するtransforaminalとextraforaminal法は傍脊柱構造に侵襲を加えないので，痛みが少なく，術後硬膜外の瘢痕形成や不安定性のリスクが最小限であり，現在最も低侵襲のヘルニア摘出方法である。しかし，そのlearning curveは険しいとされる[1, 2]。本項では，初学者がPELDを始める上で最も基本となるtransforaminal法について，安全に行うための注意点を概説する。

2. 術前準備

腰椎単純X線，CT，MRIでヘルニアの形態・位置を把握し，神経根奇形や分節動脈の走行異常がないか，経椎間孔アプローチ（transforaminal）で手術可能かを判断する（☞2章1）。

3. 麻酔法

PELDの利点のひとつは，局所麻酔で手術が可能な点である。また，局所麻酔下に行うことでどのような操作がexiting nerve rootへの刺激につながるかをモニターできるため，初学者には特に推奨されている[3]。しかしながら，当院では初期30症例までは熟練した指導医のもとで全身麻酔下に行い，危険な操作がないか指導を受けながら手術を行っている。また，常に手術場専属臨床工学技士がMEPモニターを監視するとともに（☞1章9），看護師が患者の両下肢に手を当て，手術操作によるわずかな下肢の動きも見逃さないようにしている（☞1章9図5）。この下肢の動きをモニターすることの意義に関しては，既に文献4で報告している。

全身麻酔の利点は，患者の不快感を除ける点，椎間孔を広げる体位がしっかりととれる点，および初学者が手術時間を気にせずに手術を続けられる点であろう。

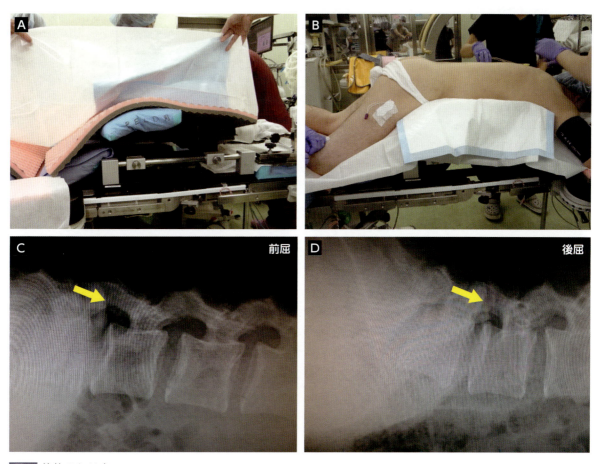

図1 体位のとり方
4点フレーム尾側にピローを置いて腰椎を前屈させ，椎間孔を拡大させる。

4. 手術の実際

1) 体位

4点フレームに患者を腹臥位とし，腰椎を後弯させ椎間孔をできるだけ広げるために腸骨部にピローを設置し手術体位をとっている。体位によって椎間孔のサイズが大きく変わるので，術者自らが体位をとることが大切である（図1）。

2) エントリーポイントの確認

透視装置を用いて，側方視で椎間高位を確認し，術前計画でのエントリーポイントを確認する。術前計画で正中から何cm外側からエントリーするかを検討し，透視側面像でエントリーポイントに圧をかけて（脂肪組織はかなり沈み込むため）エントリーポイントが罹患椎間の椎間関節よりも腹側にならないように設置位置を確認している（図2）。腹側であれば外側すぎると判断し，エントリーポイントを正中寄りに修正する。刺入点が腹側すぎれば，操作中にexiting nerveをカニューレで過度に圧排する可能性と，後腹膜の血管損傷や腹腔内臓器への損傷のリスクが高まると考えるからである[5,6]。

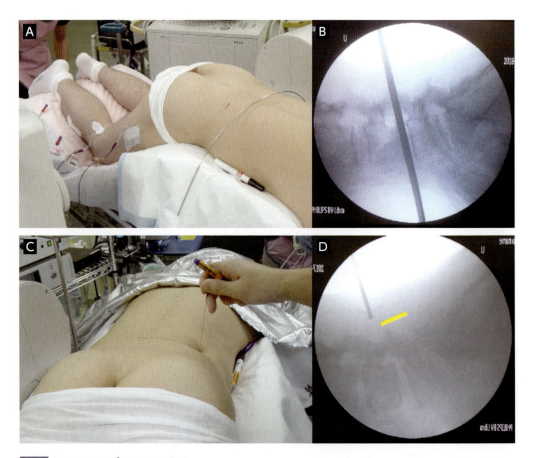

図2 エントリーポイントの確認

A・B：体の弯曲に合わせて曲げた鉄棒を，透視側面像を見ながら終板に沿って設置する。この鉄棒に沿って体表にラインを引き，計測した距離にエントリーポイントのマーキングをする

C・D：エントリーポイントに圧をかけて椎間関節上縁（黄色実線）よりも腹側にならないように設置位置を確認する。計測した距離で椎間関節上縁の腹側に到達するようなら，エントリーポイントをより正中寄りに修正する

3) 麻酔・刺入

23Gカテラン針を用いて局所麻酔を行い，透視で高位と刺入経路を確認後，尖刃で皮膚から筋膜まで8mmの皮膚切開を設ける。続いて，18G椎間板針を罹患高位の上関節突起の基部に刺入し[5, 7]，続いて，walking technique［18G椎間板針を透視側面像で罹患高位の上関節突起基部に刺入し，Kambinの安全三角（☞2章1）に滑らせるように線維輪に刺入する］で椎間板に到達する（図3）。インジゴカルミン1mL＋造影剤（オムニパーク9mL）を椎間板内に約1〜2mL注入し脱出髄核を染色する（図4）。ガイドワイヤーを留置し，椎間板針を抜去してペンシル型ダイレーターを刺入する。その際にガイドワイヤーが一緒に移動して正中を超えて対側に突き抜けてしまう恐れがあるため，透視で確認しながら操作することが大切である（図5）。

4) ワーキングスリーブの設置

ペンシル型ダイレーターが透視側面像で椎間板後縁に到達したことを確認し，30° bevel型のワーキングスリーブを挿入する。ワーキングスリーブの先端がexiting nerve rootを損傷しないように注意しながら，椎間板の外縁の形状に沿うようにワーキングスリーブの開口

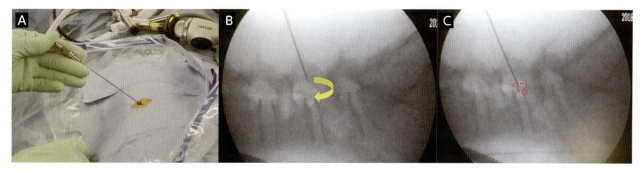

図3　椎間板針の刺入
皮膚を8mm切開し，18G椎間板針を罹患高位の上関節突起基部に刺入し，waking technique（黄色矢印）にてKambinの安全三角（赤色破線）から椎間板に到達する。

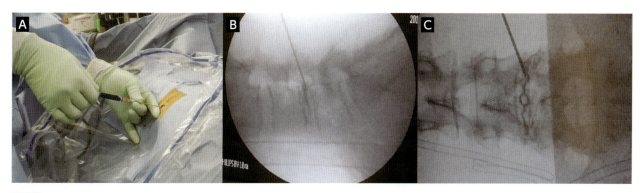

図4　脱出髄核の染色
インジゴカルミン1mL＋造影剤（オムニパーク9mL）の混合液を約1～2mL椎間板内に注入し，脱出髄核を染色する。

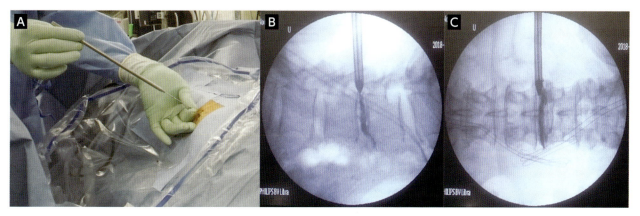

図5　ペンシル型ダイレーターの刺入
ガイドワイヤーを留置し椎間板針を抜去。ペンシル型ダイレーターを挿入する。ガイドワイヤーが一緒に移動して正中を超えて対側に突き抜けてしまう恐れがあるため，透視で確認しながら操作する。

部を合わせて挿入する。インパクターでワーキングスリーブを打ち込み，透視正面像で椎弓根内側縁，側面像で椎体後壁に設置されていれば硬膜外腔に安全にワーキングスリーブを設置できたことになる（図6）。この際，上関節突起にワーキングスリーブ先端が当たると弾かれて先端が回転し，exiting nerve rootの方向へ向かうことがあるので，透視で確認しながら挿入することが大切である。また，ワーキングスリーブに手を添えているとインパクトの際の回転がわかるので，回転に気がついた際は修正しながら進めていく（図6）。

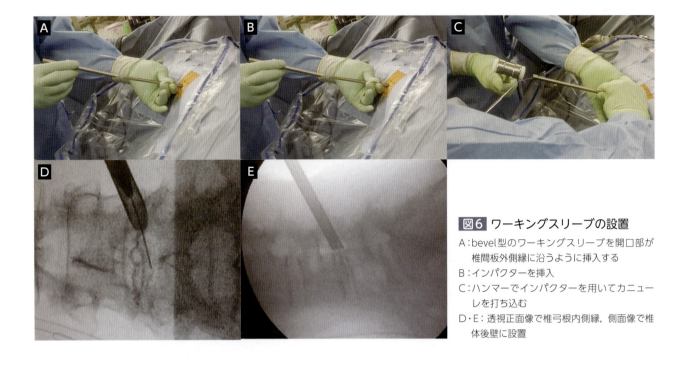

図6 ワーキングスリーブの設置
A：bevel型のワーキングスリーブを開口部が椎間板外側縁に沿うように挿入する
B：インパクターを挿入
C：ハンマーでインパクターを用いてカニューレを打ち込む
D・E：透視正面像で椎弓根内側縁，側面像で椎体後壁に設置

 5）髄核の摘出

ワーキングスリーブを適切な位置に設置できたら内視鏡を挿入し，鉗子やラジオ波バイポーラを用いて線維輪を露出させ視野を確保する。ディセクターを用いて後縦靱帯（posterior longitudinal ligament；PLL）下の染色された髄核を確認し，被膜を穿破する。ラジオ波バイポーラ先端で穿破した穴を外側へ広げ，鉗子を挿入して染色された脱出髄核を切除していく（図7）。

手術終了のエンドポイントは，髄核摘出後，硬膜やPLLの拍動が確認でき，MEP上昇を指標にしている（動画1）。筆者らの施設では，コントロール群よりも35％以上の振幅上昇が有意に症状の改善につながっている[8]。

5. outside-in technique

椎間板へのカニューレの設置位置によって大きく2つの手技がある。椎間板内にカニューレを挿入してから，カニューレを移動させ脱出髄核にアプローチする手技（inside-out法）と，椎間板内にカニューレを挿入せずに硬膜外腔にカニューレを設置し，脱出髄核に直接アプローチする手技（outside-in法）である。

当院では，脱出した髄核に直接アプローチするoutside-in法で行っている。inside-outに比べ正常な椎間板組織へのダメージが少ないと考えるからである。

outside-in法では，trephineやハイスピードドリルを用いて上関節突起を切除するなどの操作が必要な場合がある。trephineで上関節突起を切除する際は盲目的操作のため，異常血管や神経根奇形などがあった場合に損傷する危険性が高いとされている[7]。しかし，trephine操作を内視鏡下に行うことも可能である。また，trephineやハイスピードドリルが最も必要になるのは，椎間関節の関節面が水平化しているL4/5高位である。椎間関節の加齢性変化が少ない若年〜壮年では図3で示したような椎間孔を開大させる体位をしっかりととれば，通

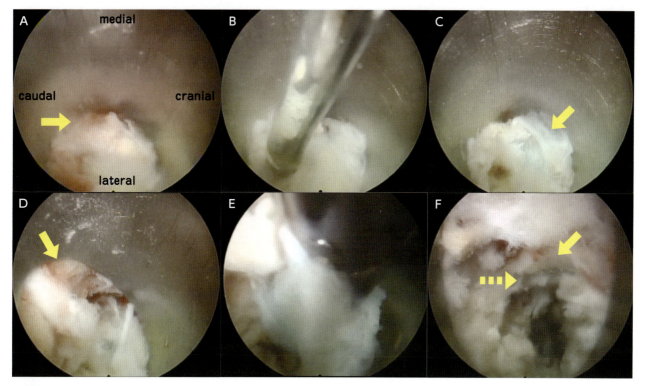

図7 髄核の摘出
A：設置したカニューレに内視鏡を挿入。椎間板周囲に筋組織（矢印）がみられる
B：鉗子やラジオ波バイポーラを使用し椎間板を露出させる
C：インジゴカルミンで青く染色された髄核が露出（矢印）
D：カニューレを時計回りに90°回転させると上関節突起（矢印）がmedialに見えてくる
E：染色された脱出髄核を鉗子で摘出
F：硬膜（矢印）や後縦靱帯（破線矢印）の拍動を確認し，MEP上昇を指標に手術終了とする

常上関節突起の処置を要さずにoutside-in法で安全かつ十分に髄核摘出が可能である。染色された脱出髄核を摘出する際の注意点として，鉗子をPLL下で操作することが重要である。筆者らはPLLを温存することで硬膜損傷（☞2章3）や神経根損傷を防止することができると考えている。

6. 止血操作

PELDは還流システムを用いて無血野で行うfull endoscopic surgeryである。術野は常に還流される水圧のため出血しにくいが，少しでも出血を減らし視野を確保する目的で，生理食塩水2,000mLにボスミン1Aを混入した還流液を用いている。

硬膜外静脈や骨切除面からの出血により十分な視野が得られない場合は，ワーキングスリーブの孔を指でふさいで還流圧を一時的に短

■ 助手の活躍の場

いかなる手術も，手術助手としての経験，エキスパートを助手につけての執刀経験を経なければ，安全に独立した手術を遂行するのは難しい。手術操作全体の中で，初心者が手術助手として活躍できるのは，内視鏡挿入後，線維輪・PLL・上関節突起などの構造を確認したあとからだろう。当院ではこのorientationの作業において，助手に剝離子やバイポーラなどで実際に触ってもらうとともに，透視で位置を確認してPELD transforaminal法の解剖学を理解してもらうようにしている。また，ピースミールな摘出になった場合も，鉗子操作に慣れる目的で摘出操作を行ってもらっている。摘出後は再度orientationの作業を行うが，バイポーラをPLLの背側や椎間孔に向けて曲げながら挿入する操作も重要なトレーニングである（髄核の摘出が適切に行われていないと，この操作は困難である）。最後の摘出腔の熱凝固と，筋層の止血はやはり重要なバイポーラ操作のトレーニングとして助手が活躍できる重要な場面である。

（古閑比佐志）

時間上昇させることで，出血部位が同定できラジオ波バイポーラで止血が行える。

7. 器具破損

初学者はモニターを見ながら操作に夢中になり鉗子を過剰に曲げて操作を行ってしまい，高価な手術器具を破損してしまう恐れがある。常にカメラを把持する側の手と，鉗子を操作する側の手が一直線上になるように心がける必要がある（動画2）。

8. 合併症

1）痙攣発作

還流ポンプを使用しての長時間の還流が原因と考えられている[9]。予防のために還流液は点滴台を用いて180～200cmの高さから自然滴下で行い，加圧システムは使用しない。PELD後の痙攣発作の発生は16,725例中4例（0.02％）と非常に稀な合併症ではあるが，その前駆症状として頸部痛やめまいなどの症状が出現するとの報告がある[9,10]。当院では全身麻酔での手術であり，その予兆を把握することができないので，還流圧を上げず，手術時間を1時間程度で終わらせるように心がけており，幸いにして経験していない。

2）術後血腫

PELD後の術後血腫の報告もある[5,6]が，ドレーン留置は基本的に特に行っていない。抗血小板薬内服患者でも休薬せずに手術を行い，これまで幸いにして術後血腫の合併症はない。ただし，手術終了時の内視鏡抜去に際して，内視鏡下に出血の有無を確認し，必要があればラジオ波バイポーラで筋層なども止血している。閉創は3-0吸収糸で皮下縫合を1針行い，皮膚はステリストリップ™，ビジブルを貼付し終了としている。
手術当日はベッド上安静とし，翌日から離床させて問題がなければ退院としている。コルセットの着用も基本的には行っていない。

9. おわりに

術前計画においてtransforaminal法で手術可能であるかを腰椎単純X線，MRI，CT画像で十分に症例検討し，Kambinの安全三角を通じていかに適正な位置にワーキングスリーブを設置できるかが，合併症なく髄核摘出を行う上で大切である。PELDは腰椎椎間板ヘルニアに対する低侵襲手術として有用な方法であるが，その習得には，MEDよりも時間を要する。日本整形外科学会や日本PED研究会が主催するセミナーやワークショップへの参加，日本内視鏡外科学会技術認定医のいる施設での手術見学などを通じて事前に十分なトレーニングを積む必要があるだろう。

文献

1) Lee DY, et al : Learning curve for percutaneous endoscopic lumbar discectomy. Neurol

Med Chir(Tokyo). 2008;48(9):383-8;discussion 388-9.

2) Yeung AT, et al:Posterolateral endoscopic excision for lumbar disc herniation:Surgical technique, outcome, and complications in 307 consecutive cases. Spine(Phila Pa 1976). 2002;27(7):722-31.

3) Choi I, et al:Exiting root injury in transforaminal endoscopic discectomy:preoperative image considerations for safty.:Eur Spine J. 2013;22(11):2481-7.

4) Hayashi A, et al:Microendoscopic Posterior Decompression for the Treatment of Lumbar Lateral Recess Stenosis. J Spine. 2016;5:317.

5) Ahn Y, et al:Postoperative retroperitoneal hematoma following transforaminal percutaneous endoscopic lumbar discectomy. J Neurosurg Spine. 2009;10(6):595-602.

6) Sairyo K, et al:Surgery related complications in percutaneous endoscopic lumbar discectomy under local anesthesia. J Med Invest. 2014;61(3-4):264-9.

7) Ahn Y, et al:Posterolateral percutaneous endoscopic lumbar foraminotomy for L5-S1 foraminal or exit zone stenosis. Technical note. J Neurosurg. 2003;99(3 Suppl):320-3.

8) 志保井柳太郎：腰椎椎間孔狭窄に対する内視鏡視下除圧における術中脊髄モニタリング振幅変化と除圧効果の検討. 関東整形災害外科雑誌. 2015;46(5):235-9.

9) Choi G, et al:Risk of Developing Seizure After Percutaneous Endoscopic Lumbar Disectomy. J Spinal Disord Tech. 2011;24(2):83-92.

10) Sairyo K, et al:State of art:Transforaminal approach for percutaneous endoscopic lumbar discectomy under local anesthesia. J Med Invest. 2014;61(3-4):217-25.

エキスパートコメント

古閑比佐志

PELD-transforaminal (TFA) は，Kambinの安全三角を活用した最も基本的な内視鏡手術手技であるが，初学者が気をつけなければならないピットフォールがいくつかある。石橋氏は，10例以上の第一助手を経験したあと，10例を執刀し本項を執筆している。助手としての経験と10例の執刀経験で，ほぼすべてのピットフォールを理解し本項に活かしている。特に数百例以上経験した熟練者では当たり前になって記載できない細かな点まで記載してくれていることは，これからPELD-TFAを始めようと考えている脊椎外科医にとって役立つだろう。たとえば，刺入点を決定する際の皮膚の沈み込みや，ガイドワイヤーが思いのほか深く刺入される可能性，ワーキングスリーブをインパクターで打ち込む際に上関節突起に弾かれることがある点などである。この鏡筒を設置するまでのブラインド操作が，PELD-TFAで最も注意が必要な操作である。その後は2次元ではあるが内視鏡下の「拡大像」での操作であり，orientationを逸したり不注意な鉗子操作がなければ（☞2章3），むしろ重大なピットフォールは少ないと言える。最後に石橋氏は，内視鏡を抜去しながらの筋層などからの出血の有無の確認とバイポーラによる止血の重要性を強調している。実際，PELD症例の増加とともに，2016年度のインシデント報告で初めて血腫によるグレード4が報告されている（☞2章1）。髄核摘出後の止血操作も慣れてくるとおろそかになりがちだが，術後血腫の予防という観点からきわめて重要である。

2章　PELDシステムを用いた脊椎内視鏡手術

3 PELDによる硬膜損傷の原因となる手術操作
—— その回避のためのテクニック

猪股保志

　経皮的内視鏡下腰椎椎間板摘出術（percutaneous endoscopic lumbar discectomy；PELD）は，近年日本PED研究会（http://jped.kenkyuukai.jp/event/）などによる技術指導が充実してきたため，一部の専門病院以外にも普及し初学者が手術を行う機会が増えてきた。ただし，技術指導で用いられるcadaverは，保存処理のため縮小していたり，硬さや色調が生体と異なったりする。さらにnormal volunteerであるため，解剖学的に当該疾患のそれとは異なることも意識しなければならない。加えて，PELDで一般的な経椎間孔（transforaminal）法（以下TFA）は，従来行われてきた後方アプローチとは視野がまったく異なる。TFAでの解剖を理解して手術操作を行わなければ，硬膜損傷や神経損傷を起こす可能性が高まるだろう。以下，当院での症例をもとに，PELD-TFAにおける硬膜損傷について解説する。

1. 当院のPELD-TFAにおける硬膜損傷の特徴

　当院の2014年1月～2017年12月までのPELD-TFAにおける硬膜損傷件数は4件（表1）で，その発生率は1.4%（285例中4例）である。損傷例においては，全例硬膜損傷前と比較して，疼痛や筋力低下・知覚障害の悪化はなかった。1例で，術翌日に坐位で頭痛が誘発され，補液での軽快を認めなかったため，髄液漏による低髄液圧症候群と考え20mLのブラッドパッチ法*を行った。1回のブラッドパッチで頭痛は消失し，3日の経過観察後に退院とした。術後1～6カ月の時点で全例下肢痛などの術前症状も改善しており，経過は良好であった。

　*ブラッドパッチ法：低髄液圧症候群に対し，自己末梢血15～25mL程度を採取し，硬膜損傷部の頭側もしくは尾側椎間から硬膜外腔に注入する方法[1, 2]。

表1 当院におけるPELD-TFAでの硬膜損傷

症例番号	性別／年齢	levels	症状	neurologic deficit	治療	type	AP size-ratio	foraminal height（mm）	foraminal width（mm）
1	男性／73歳	L3/4	—	—	経過観察	central	0.33	17	5
2	男性／43歳	L1/2	頭痛	—	ブラッドパッチ	sequestration	0.72	20	9
3	男性／32歳	L4/5	—	—	経過観察	central	0.55	17	8
4	女性／70歳	L3/4	—	—	経過観察	axilla	0.25	22	6

PELD-TFAにおける硬膜損傷の特徴としては，これまで当院で一般的に行われてきたmicroendoscopic discectomy（MED）における硬膜損傷とは異なり，損傷部位が外側から腹側に生じることである。そのため，MEDなど従来の後方アプローチにconversionしても，その修復はきわめて困難である[3]。

また，硬膜損傷した際は，術者がすぐに認識できないことも特徴のひとつである。その原因のひとつに，灌流液に満たされた術野では髄液漏を検出できないことが挙げられる。

そのほかの特徴としては以下も挙げられる。MEDでは硬膜管をレトラクターなどでよけてから，髄核の摘出を行う。一方，PELD-TFAではbevel型の外筒以外，神経組織をレトラクトする術がない。また，Kambinの安全三角（☞2章1）からの進入もあり，髄核摘出開始時には，神経組織のレトラクトなしで比較的安全に操作を行うことができる。しかしながら，摘出を進めていく際，硬膜管自体が腹側に移動してきて，不注意な鉗子による摘出を続けていると，移動してきた硬膜も一緒に咬んでしまうことになるが，硬膜を咬んだことは鉗子を持つ手の感触から判断することが困難なので，鉗子操作後は毎回周囲組織に変化がないか，内視鏡下に観察すべきである。鉗子操作のあとで硬膜損傷が疑われた場合は，硬膜管をbevel型の外筒でよけて硬膜欠損部の有無や，馬尾の逸脱がないかを観察すべきである。髄核摘出時の鉗子操作に際しては，内視鏡で上下の刃が開き閉じるまで，鉗子の側面からその動きを観察できるよう内視鏡を回転させて適切な位置に持っていく。

◎

当院では術中に看護師が患者の下肢を触りながら筋収縮がないかモニタリングしているが，これまでの硬膜損傷例ではいずれも激しい下肢の動きが観察された。罹患している神経根であれば硬膜外からの圧排でも通常下肢が動きやすくなることが知られている[4]が，硬膜損傷があると直接神経に触れるため激しい動きになるのかもしれない。同じ操作を行って，激しい下肢の動きが再現性をもって観察される場合は，既に硬膜損傷をきたしているサインと考えるのが無難である。

2. 硬膜損傷予防の対策

1）術前

MRI撮影時から症状の変化があった場合は，必ず手術前に再度検査を行う。ヘルニアの増大・縮小・移動などを確認し，術直前に硬膜管腹側や神経根の位置をしっかりと把握する。ヘルニアが縮小していると，本来予測していた位置より，硬膜管がより腹側に移動してきている場合があるので，特に注意が必要である。

2）術中

各構造物を確認してから切除を開始する。鉗子を挿入するところや咬むところは内視鏡で見ながら行う（図1）。巨大ヘルニアでは，後縦靱帯と黄色靱帯との区別がつきにくい場合があり，初学者は誤認しないよう注意が必要（図2）である。黄色靱帯を切除したり，外筒を回したり，表層から周囲へ軟部組織の切除・焼灼を行ったりすると全体像が見えてくる。高齢者で椎間孔外側の黄色靱帯が肥厚している例でも，同様に外側の境界が不鮮明な場合がある。

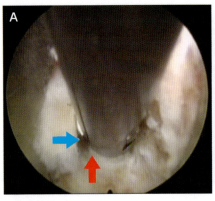 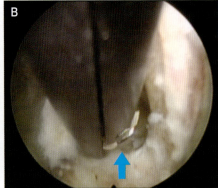

図1 鉗子挿入の正誤
A：鉗子先が上を向いており咬除するところが見えない
B：鉗子先を横に向けており咬除するところが見える
赤色矢印：線維輪，青色矢印：鉗子先，咬除するところ

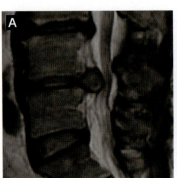 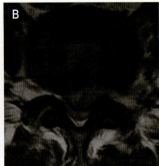 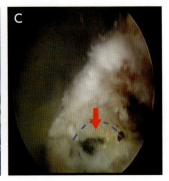

図2 L4/5巨大正中ヘルニア
A：MRI sagittal像
B：MRI axial像
C：左L4/5 PELD transforaminal法で進入。赤色矢印は黄色靱帯，破線はその裏にある後縦靱帯の辺縁予想図

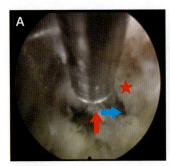 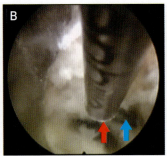 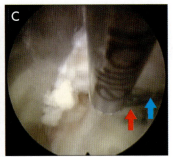

図3 左L3/4 PELD-TFA
A：尾側へバイポーラ先端を挿入し，スムーズに入るかを確認
B・C：そのままバイポーラを頭側へ移動させ，椎間板の膨隆の程度を確認している
赤色矢印：後縦靱帯，赤色星印：黄色靱帯，青色矢印：硬膜外腔

orientationを逸した場合は，内視鏡をいったん手前まで戻して倍率を下げることで個々の構造物を認識できることもある。また，バイポーラは先端が曲がるので，それを各組織の境界部に挿入し透視で位置を確認すると，orientationがつくこともある（図3）。

後縦靱帯が同定でき，この腹側からヘルニアを切除していくと，徐々に後縦靱帯が下降してきて，これを鉗子で咬んでしまったり，鉗子が後縦靱帯の背側へ挿入されてしまったりすることがある。後縦靱帯を温存しその腹側で鉗子操作を行うことが，硬膜損傷を避けるために最も重要な点と考えている。また，後縦靱帯を温存することで，再発の際にも神経組織の直接のダメージを避けられるのではないかとも考えている。後縦靱帯が内側まで過度に切除されると，硬膜管やルート自体（硬膜損傷が生じている場合は馬尾そのもの）が，摘出された椎間板腔へ嵌頓し脊髄ヘルニアと同様の病態が生じる可能性がある[3]。これらの点から，筆者らの施設では後縦靱帯を温存した髄核摘出を心がけている。

■ 基本ステップをおろそかにしないことの重要性

PELD-TFAで硬膜損傷を起こさないためには，ブラインド操作である最初の穿刺のステップが重要である。特に巨大ヘルニアの場合，硬膜管が扁平化してかなり外側まで突出している症例が多い。そのような症例で，穿刺部位が上関節突起の頭側を超えて下関節突起の外側からになると，より内側に穿刺して硬膜管自体を穿刺してしまう場合がある。筆者もそのような症例を1例経験した。穿刺後の椎間板造影が脊髄造影になっていて気がつき，より外側に穿刺し直して事なきを得たが，PELD-TFAの手技に慣れてきた頃には注意が必要である。手技に慣れても穿刺のときは常に，walking techniqueを用いて下関節突起・上関節突起・椎弓根基部と順を追って確認しながら穿刺すべきである。また，穿刺後fluoroscopeの前後像で針先の位置を確認する作業も惜しむべきではない。
詳細は下記論文を参照されたい。
https://www.ncbi.nlm.nih.gov/pubmed/29732426
〈文献〉
▶ Kondo M, et al: Significance and pitfalls of percutaneous endoscopic lumbar discectomy for large central lumbar disc herniation. J Spine Surg. 2018；4（1）：79-85. doi：10.21037/jss.2018.03.06.

（古閑比佐志）

---

3. 硬膜損傷発生時の対処

硬膜損傷発生時は，馬尾が嵌頓していれば整復し，原則手術終了として内視鏡を引く。その際に，鉗子，内視鏡を急に引くと陰圧となり嵌頓する恐れがあるため，ゆっくり引くことが重要である。基本的に同日のopen conversionは行っておらず，術後経過をみてブラッドパッチ法，MEDシステムを用いた修復を検討している。術後安静度は症状に応じて離床とし，経過をみている。特に腹圧はかけないように注意を促している。

症例1　32歳，男性

1年以上前からの腰痛，左下肢痛がありL4/5正中ヘルニアの診断で左L4/5 PELD-TFAを施行した（図4）。手術は経験10例未満の術者が，熟練者を助手として全身麻酔下に実施した。術中ビデオを術後確認すると，手術序盤で椎間孔外側の黄色靱帯を後縦靱帯と誤認し，鉗子を深く入れ咬除する操作がみられた。術中は術者も助手も，この操作で硬膜損傷が生じたことに気づかず手術が進められていた。ヘルニア切除後に，硬膜管が腹側に降りて，損傷部，馬尾神経を確認し，硬膜損傷に気がついた（図5）。

術後特に症状はなく，離床できた。慎重に経過をみたが，そのまま症状なく術前あった下

肢痛は改善し，術後4日目に退院となった。術後3カ月目においても，特に症状はなく経過良好であった。MRI画像上は，硬膜欠損像はみられたが，神経根の嵌頓はみられなかった（図6）。

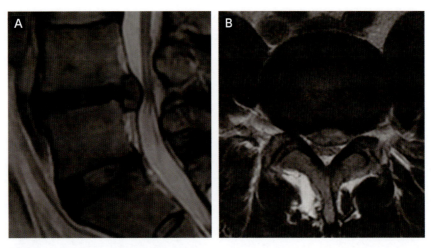

図4 L4/5正中ヘルニアの術前MRI
A：MRI sagittal像
B：MRI axial像

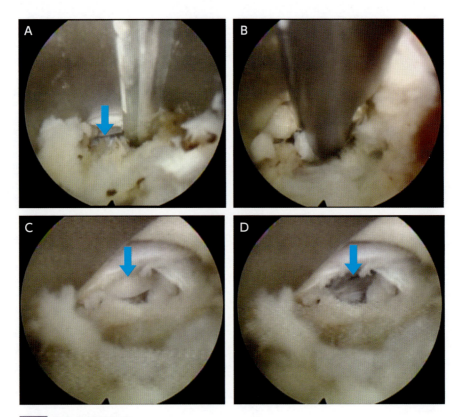

図5 術中内視鏡写真
A：手術序盤，青色矢印のスリットが硬膜損傷だが，術者は気づいていない
B：ヘルニアを鉗子で切除している
C・D：馬尾神経が拍動している

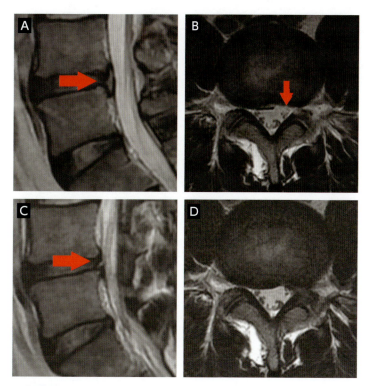

図6 術後MRI
A・B：術後1日目のMRI。硬膜欠損が認められる（赤色矢印）
C・D：術後3カ月目のMRI

症例2　43歳，男性

3週間前からの左下肢痛と，腸腰筋・大腿四頭筋の筋力低下（MMT4⁻レベル）による歩行困難があり，L1/2左脱出ヘルニアの診断で左L1/2 PELD-TFAを施行した（図7）。

手術は当院PELDセンター長が行った。椎間孔外側の黄色靱帯を切除しながら脱出した髄核を同定し，周囲組織の丁寧な剝離作業なく切除を開始した。鉗子での切除時は「ひと摑みずつ丁寧に周囲組織の確認を要する」ことを前述したが，本症例では盲目的な髄核摘出操作が随所で行われた。術中ビデオでも硬膜損傷が発生したタイミングは不明だが，染色されたヘルニアの小片を取り除くと馬尾神経が拍動しながら突出してきて，硬膜損傷が明らかとなった（図8）。

術後1日目から坐位で頭痛が生じ離床困難となった。髄液漏に伴う症状として補液を行ったが改善なく，術後4日目にブラッドパッチ法を行った。その後，頭痛は改善し離床可能となり，術後7日目に退院となった。術後1カ月目の外来でも頭痛の再燃はなく，幸いなことに良好に経過している。

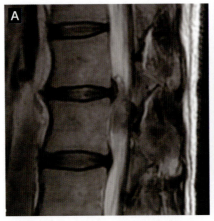 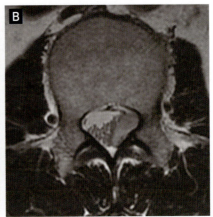

図7 左L1/2脱出ヘルニアの術前MRI

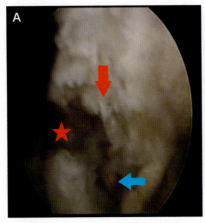 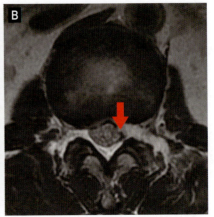

図8 L1/2左脱出ヘルニア
A：術中内視鏡写真（赤色矢印：切除した黄色靱帯，赤色星印；硬膜外腔，青色矢印：馬尾神経）
B：術後MRI axial像（赤色矢印：硬膜欠損部）

4. まとめ

PELD-TFAにおける硬膜損傷についての報告は少ないが，術後にradicular painや麻痺が生じ再手術した報告[3]がある。再手術で痛みは軽減するものの完全に良くなるケースはなく，硬膜損傷後の成績は必ずしも良いとは言えない。また，術後2年目にintradural lumbar disc herniationを発症した[5]報告もあり，術後早期に問題ないからといって油断はできない。特にPELD-TFAでは損傷部が腹側にあるため修復が困難であり，他のinterlaminar法などの後方アプローチによる硬膜損傷以上に重大な合併症ととらえたほうがよいだろう。

当院の硬膜損傷例の短期成績は幸いに悪くはなく，後縦靱帯温存が影響していると考えている。しかし，今後も慎重な経過観察が必要であることは明記したい。将来的な医療機器や技術の発展により，より良い予防法や修復法が生まれることを期待しこの項を終える。

◉ 文献

1) Gilly GM, et al:Successful epidural blood patch after dural tear. A A Case Rep. 2014;2(11):133-4.

2) Clendenen SR, et al:Symptomatic postlaminectomy cerebrospinal fluid leak treated with 4-dimensional ultrasound-guided epidural blood patch. J Neurosurg Anesthesiol. 2012;24(3):222-5.

3) Ahn Y, et al:Dural tears in percutaneous endoscopic lumbar discectomy. Eur Spine J. 2011;20(1):58-64.

4) Hayashi A:Microendoscopic posterior decompression for the treatment of lumbar lateral recess stenosis. J Spine. 2016;5:317.

5) Tamaki Y, et al:Intradural lumbar disc herniation after percutaneous endoscopic lumbar discectomy:case report. J Neurosurg Spine. 2015;23(3):336-9.

エキスパートコメント

古閑比佐志

硬膜損傷はMED，PELDを問わず，脊椎内視鏡手術の主要な合併症のひとつである。MEDにおいては内視鏡下の硬膜縫合が可能であるが，PELDの場合は現時点において不可能である。将来的に縫合や修復機器の開発が期待されるが，髄液動態の変調や馬尾嵌頓などの障害を起こしうる硬膜損傷は，それを発生させない手術手技を確立することのほうがより重要と考える。この観点から，本項で強調されている後縦靱帯の温存はその解決策のひとつになると考える。本項はPELD-TFAに限定した解析であったが，ILAにおいても硬膜損傷は起こりうる。特に近年PELD-ILAの腰部脊柱管狭窄症への適応が拡大されてきているため，PELD-ILAによる硬膜損傷が今後大きな問題になるだろう。吉兼[1]らは，PELDシステムを用いた腰部脊柱管狭窄症の椎弓切除を104例に行い硬膜損傷を1例に認めている。硬膜損傷をきたさないための手術手技として，黄色靱帯付着縁での切除はパンチを使わず付着縁全周が露出するまでハイスピードドリルで十分に椎弓を切除することを推奨している。今後，このような経験が蓄積され，PELDを行う術者に共有され，手術成績に反映されることを期待する。もし硬膜損傷した場合はGelfoam®（滅菌吸収性ゼラチンスポンジ）の小片を補填しているグループもあることを紹介しておく[2]。

◉ 文献

1) 吉兼浩一，他：腰部脊柱管狭窄症の最小侵襲除圧 内視鏡下椎弓切除術 (MEL) から経皮的内視鏡下椎弓切除術 (PEL) への発展. 整形外科と災害外科. 2016;65(3):409-11.

2) Yoon SM, et al:Comparative Study of the Outcomes of Percutaneous Endoscopic Lumbar Discectomy and Microscopic Lumbar Discectomy Using the Tubular Retractor System Based on the VAS, ODI, and SF-36. Korean J Spine. 2012;9(3):215-22.

2章　PELDシステムを用いた脊椎内視鏡手術

4 PELD用の脊椎内視鏡システムを用いた腰椎嚢胞性疾患の治療
── 腰椎黄色靱帯内血腫の治療経験から

金子剛士

1. 術前の心がまえ

手術治療において最も重要なことは安全である。医療には，治療はもちろんのこと，情報開示，スピード，きめ細やかなフォローなど，様々なことが求められている。まずは医師として安全な治療を行い，治療後も安全に患者を送りだせるように心がけている。その上で，個々の患者の要求に応えられるよう努めている。

たとえば，世界的に有名なディズニーテーマパークの行動基準に「SCSE」というものがある。SはSafety（安全），CはCourtesy（礼儀正しさ），SはShow（ショー），EはEfficiency（効率）である[1]。この並び順はそのまま優先順位を表している。企業活動の中で「効率」というのは重要な要素ではあるが，それよりも安全性や礼儀正しさなどを優先し，いくら効率的であっても，安全ではない，礼儀正しくないと判断されることはしない，というものだ。私は心の中で，このSCSEの「Show（ショー）」の部分を「手術方法」に置き換えて優先順位づけをしている。我々整形外科医は機能再建外科医であり，手術によって今ある機能を維持・向上することを目的としている。そのためには，内視鏡の種類やオープン手術などの手術方法にこだわるより，安全に手術を実施して患者のQOLが確実に向上することが重要と考える。

2. 術前プランニング

PELD用の脊椎内視鏡システムを用いた腰椎黄色靱帯内血腫の手術においては，血腫の位置および周囲の解剖学的構造を考慮した術前プランニングが重要である。術前プランニングにおいて，2次元画像のすべてのplane（axial, sagittal, coronal）を参考に3次元的解剖を構築し，皮膚切開部位と進入方向を決定する（図1）。

本項では，著者が経験した左L2/3レベルの黄色靱帯内血腫を通して，PELDシステムの有

■ ピンポイントの骨切除

嚢胞性疾患のPELDシステムによる治療の最大のポイントは，術前に嚢胞の位置を正確に把握することである。巻頭で監修者が強調しているように，正確な診断なくば低侵襲手術は成り立たない。ピンポイントに最小限の骨切除で嚢胞背側の黄色靱帯に到達するために，当院では術前のCT画像を㈱AZEの3次元画像解析ソフトを用いて様々な角度から観察し，進入方向を決定している。基本的に椎間板の高位より頭側ではPETA（percutaneous endoscopic translaminar approach）で，尾側では金子氏が記載したようにドリルを用いたILA（interlaminar approach）の変法で行っている。

（古閑比佐志）

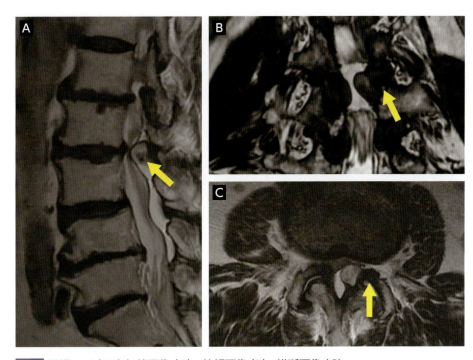

図1 腰椎MRI (T2) 矢状面像 (A)・前額面像 (B)・横断画像 (C)
ワーキングスリーブは，矢状面では嚢胞成分よりやや尾側，前額面では平行に設置する。

用性を解説する。

3. 皮膚切開から黄色靱帯の露出まで

全身麻酔下にて腹臥位とし，PELD interlaminarアプローチに準じて手術を実施する。皮切は，術前画像から計測した各プレーンでの距離から計測した位置に設ける。正面イメージにて，棘間にワーキングスリーブが適切な位置に設置されていることを確認する。PELDの細さ (Richard Wolf社の場合，ワーキングスリーブの内径最大6.9mm) を活かして，椎弓下縁にワーキングスリーブを設置する。椎弓下縁の骨切除を最小限にするためには，ワーキングスリーブの傾きを水平面から30～40°くらいにする。そのため，ワーキングスリーブはAPで下位椎弓の上縁辺りからの設置となる。椎弓下縁をバイポーラで焼灼し骨面を露出させたあと，3.5mm径のダイヤモンドバーの主に側面で骨切除を行っていく (図2A)。この際，黄色靱帯を背側から押し込むようなドリリングはせず，黄色靱帯に沿って頭側へ向かって骨縁をなでるようにドリリングを進める (図2B)。同じ部位を長時間ドリリングすると，硬膜損傷のリスクを高めたり，削ることで解剖学的なメルクマールが消失してdisorientationに陥ったりする危険性があるため，避けるべきである。

4. 黄色靱帯の切除

骨切除のあと，血腫背側の黄色靱帯浅層が露出されたら，黄色靱帯浅層を，接線方向にバスケット鉗子にて切除していく。この操作では，一点のみに集中することは危険であり，黄色靱帯の走行に沿って，広い範囲で全体像をとらえながら黄色靱帯浅層を切除していく。もし，術中に全体像がとらえられなくなった場合は，いったん透視でAP像を確認すべきである。

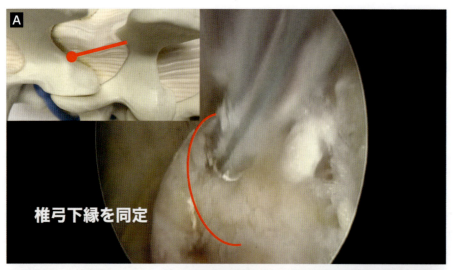

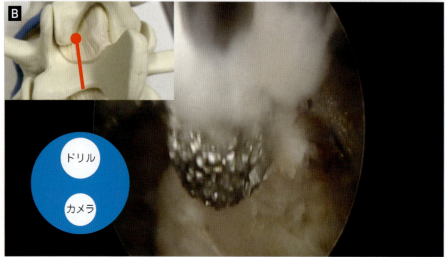

図2 椎弓下縁の骨切除
A：椎弓の下縁をバイポーラで確認する
B：椎弓の下縁をドリリングする。ドリルを含めた操作スペースはカメラの前に設置している。ワーキングスリーブを頭尾側にすると操作しやすい

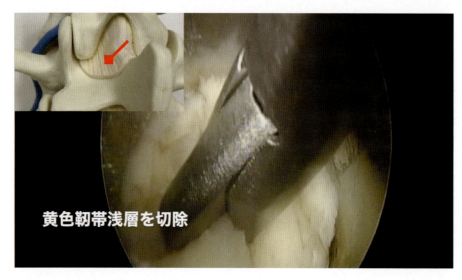

図3 黄色靱帯浅層の切除
曲がりバスケット鉗子は下顎に刃がなく，短い上顎に刃があるため，安全に切除できる。

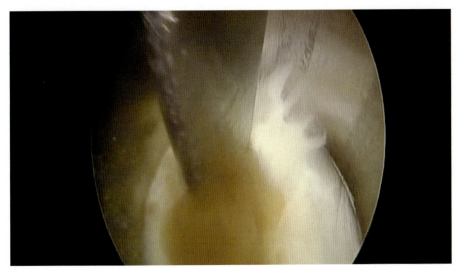

図4 クロット
黄色靱帯浅層を切除すると血腫成分を確認できる。ペンフィールドでプロービングする。

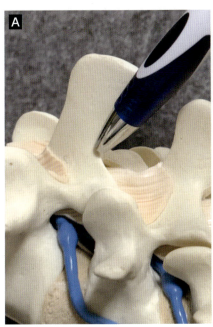
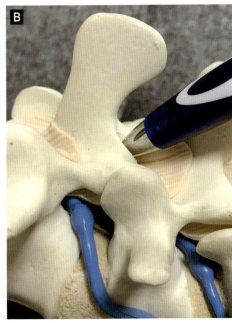

図5 MELの視野限界（A）とPELDの視野限界（B）
PELDは青色が細く（7mm），先端にカメラが付いているため，わずかな骨切除で黄色靱帯の観察が可能である。

ペンフィールドで黄色靱帯浅層を頭尾側にスプリットしたあと，スプリットした面に対して垂直に，曲がりのバスケット鉗子を挿入して切除する（図3）。その際，刃のない側を挿入し，内視鏡で刃の動きを観察しながら切除することが安全な方法であると考える。

5. 血腫の切除

MELで黄色靱帯内血腫を切除すると，血液の混入が多く，その性状がよくわからないばかりか，周囲との境界も不鮮明である。一方，PELDシステムを用いると，図4のように境界鮮明なゼリー状の変性したクロットが確認できる。これをプローベやヘルニア鉗子を用いて切除する。ワーキングスリーブを尾側に傾けることで，MELでは観察できない視野がわずかな骨切除の範囲で行えることが本術式の特徴である。MELで黄色靱帯を観察する場合には広範囲の骨切除が必要であるが，PELDシステムを用いた場合は下縁のわずかな骨切除のみで黄色靱帯の観察が可能である（図5）。これらの点から，特に椎間関節の温存に技術を要

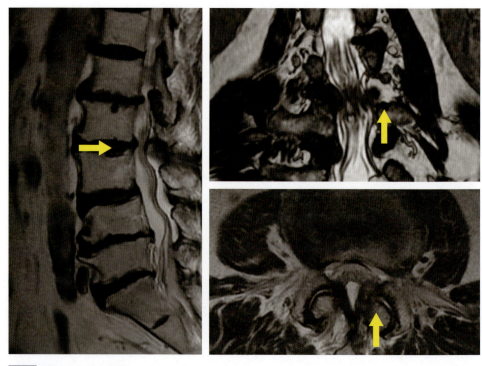

図6 術後3カ月のMRI
嚢胞成分が切除されている（矢印）。

する高位椎間板レベルの黄色靱帯内血腫に対して，本術式は適していると考える。

6. 術後療法

手術当日から歩行許可。コルセットとドレーンは不要。手術翌日に退院可能としている。解説した症例の術後MRIでは，嚢胞の消失とともに硬膜管の拡大が確認できる（図6）。

7. PELDシステムの利点と問題点

1）利点

黄色靱帯近傍の嚢胞性成分切除において，PELDシステムがMELと比較して有用な点を以下に挙げる。まず，外径が7mm程度と細く，さらに先端にカメラがあるため，最小限の骨切除で嚢胞周囲の構造物が視認および切除操作可能である。次に，出血が少なく還流液で常にwash outされているため，術野がクリアで，内圧減弱が必要な嚢胞性疾患を確実に除圧できる。

2）問題点

克服しなければならない点は，操作スペースが4mm程度しかなく，learning curveがゆるやかであるため，根気を要するトレーニングが必要であること，また，ドリル操作は特に技術を要するため，ある程度PELDを経験しなければ安全に使えないことなどである（☞2章6）。

◎

黄色靱帯内血腫の手術目的は内減圧であり，硬膜側の黄色靱帯の切除は必ずしも必要ではない。よって，ある程度PELDを経験した医師にとっては比較的取り組みやすい疾患と言えよう。しかしながら，黄色靱帯内血腫と他の嚢胞性疾患との術前鑑別診断は必ずしも容易ではない。術前診断の精度を上げるとともに，椎間関節嚢腫など他の嚢胞性疾患に対するPELDシステムを用いた手術術式の確立も必要と考える。

● 文 献

1) OLC GROUP：誠実なマネジメント 行動規準 The Four Keys〜4つの鍵〜（2018年4月閲覧）
　　http://www.olc.co.jp/ja/csr/5daiji/management/safety/scse.html

---

エキスパートコメント

古閑比佐志

椎間関節の近傍から発生する嚢腫病変には，滑膜嚢腫（滑膜上皮細部＋，椎間関節との連続性＋，内容物：ムチン様）とガングリオン嚢腫（滑膜上皮細部−，椎間関節との連続性−，内容物：ゼラチン様）がある。しかし，その鑑別は画像的にも病理学的にも困難な場合が多く，椎間関節嚢腫（juxta-facet cyst）と呼ばれている。一方，黄色靱帯内血腫は稀とされているが，ガングリオン嚢腫内に出血して生じることもあり[1]，やはり椎間関節嚢腫との鑑別は難しい。

岩井整形外科内科病院では，金子氏の記載した症例を含めて，これまでPELDシステムを用いて2例の黄色靱帯内血腫の手術を行っている。いずれも70歳代後半の男性で，嚢胞側の神経根症状を呈していた。術前画像診断では，椎間関節嚢腫との鑑別は困難であった。これまでのオープンやMEDによる手術では，術中の血液の垂れ込みがみられたり，黄色靱帯の切除がdestructiveに行われたりして周囲構造物との明確な関係が判定しがたかった。しかし，PELDシステムを用いることで，椎間関節との明らかな連続性がない茶褐色の変性したクロットを認め，術中所見からほぼ黄色靱帯内血腫と診断をつけることができた。また，術中に出血している黄色靱帯内の微小血管を確認できたり，適切な部位から病理診断用組織を採取し提出したりすることも可能であった。さらにPELDシステムを用いると，黄色靱帯深層を温存することにより硬膜管の周囲組織への癒着なども防止できるという治療面での利点も得られる。金子氏には今後症例を増やし，PELDシステムを用いた腰椎嚢胞性疾患の治療のみならず，手術所見に基づく体系的分類にも挑戦して頂きたい。

● 文 献

1) 北浜義博，他：血腫形成を伴った腰椎黄色靱帯内ガングリオン嚢胞の病理・免疫組織化学的検討. 脳神経外科ジャーナル＝ Japanese journal of neurosurgery. 2012;21(2):132-7.

5 PELDによるcervical foraminotomy
—— MEDによるcervical foraminotomyと比較して

古閑比佐志

1. MECFからPECFへの変遷

当院では，これまでに頚椎症性神経根症に対してMED (microendoscopic discectomy) システムを用いてcervical foraminotomy (microendoscopic cervical foraminotomy；MECF) を数多く実施してきた。治療成績はきわめて良好であるが[1]，術中出血で視野が不十分であったり，術後ドレーンの留置が必須であったり，手術手技として改良の余地があることも実感していた。

一方，PELDに関しては，2009年から腰椎椎間板ヘルニアの治療方法として開始した。その手術手技の向上とともに，手術適応を拡大し，2016年からはinterlaminar approachで骨切除が必要な症例や外側陥凹狭窄など，内視鏡下のドリル操作が必須な症例も多く経験するようになった[2,3]。これらの経験をふまえ，2016年10月よりPELDを用いたcervical foraminotomy (percutaneous endoscopic cervical foraminotomy；PECF) を開始した。当初は術後出血を配慮してドレーンを留置していたが，ほとんど出血しないことから，14例目からはドレーンを留置せず現在に至っている。これに伴い入院期間も短縮され，現在は基本的には術後2日ほどの経過観察で退院としている。

PECFの習熟には時間を要することが克服すべき問題であるが (図1：筆者による初期30例

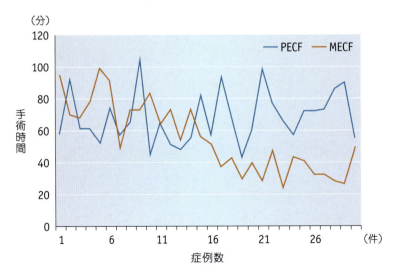

図1 PECFとMECFのlearning curveの比較
筆者単独の初期30例の比較。

でのlearning curveの比較)，前記の点からPECFは，手術用顕微鏡やMECFに代わりうる手術手技と考えられる。以下，PECFの手術手技を紹介するとともに，その特徴をMECFと比較し解説する。

2. 手術の実際～C5/6またはC6/7一椎間片側のPECF

ここでは最も一般的なC5/6またはC6/7一椎間片側のPECFの手順について解説する。

1) 術前準備

全身麻酔・MEPモニター下に腹臥位とし，頚椎はneutralか，やや前屈する(内視鏡をtiltした際に後頭部が操作の邪魔にならない)程度でベッドに頭部をテープで固定する(図2A)。fluoroscopeを手術部位に設置し，術者はfluoroscopeの頭側に立つが，肩が透視の邪魔になるようならテープで尾側へ牽引する(図2A)。

MECFと異なる点は，生理食塩水を還流しながら手術を行うため，術野に内視鏡から出てきた水が溢れる点である。これを防ぐために術野の周囲に排液バッグを置いて助手が溜まった水を吸引している(図2B)。株式会社ホギメディカルからはPELD用に出沢 明先生がデザインされた覆布も販売されている。

もう1点は，165mm長(MEDシステムより長い)の内視鏡システム(Richard Wolf社製)を用いているため，足台に立って内視鏡からより体を離して手術操作をする点である(図2C)。また内視鏡の把持機もないため，手術中は術者が内視鏡を把持している必要がある。

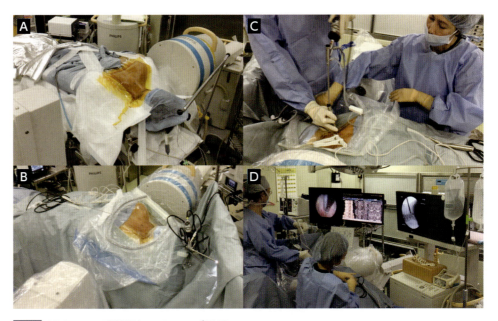

図2 PECFでの手術場セッティング風景

A：覆布をかける前のテープによる頭部の固定と，肩の牽引。肩がfluoroscopeにかかる場合はテープで尾側へ牽引している

B：覆布をかけたあと，還流液の排液のためのバッグが手術部位の周囲を取り囲む形で設置されている

C：ワーキングスリーブを設置し，内視鏡を挿入しようとしているところ。内視鏡が長いので術者は助手より1段高いところから操作を行っている。術者と助手はfluoroscopeを挟んで頭尾側に立っている

D：内視鏡画像，透視画像，MRIなどの術前画像診断所見が，術者の正面に見えるようにディスプレイを設置している。足元に吊り下げられているのは内視鏡の還流液である

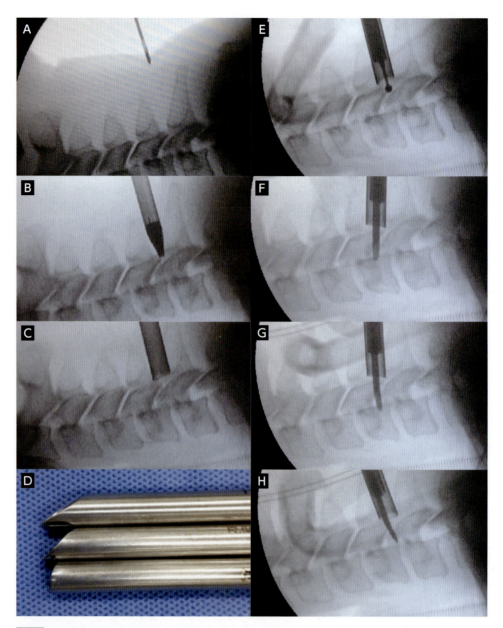

図3 透視を用いた各手術操作の確認とワーキングスリーブの種類

fluoroscope側面像を用いて皮切部位（A），obturatorでの筋層剥離部位（B），ワーキングスリーブの設置位置（C）の確認を行っている．Dはワーキングスリーブの用途に合わせた形状の差を示している（上から腰椎PELD transforaminal法，腰椎PELD interlaminar法，PECF）．ドリル操作中も切除部位に迷った場合は随時，fluoroscopeで確認している（E）．除圧が終了したら神経根の頭側（F），外側（G）にfluoroscope側面像で椎体後縁の高さを超えて十分挿入できることを確認する．神経根の尾側ではC5/6，C6/7の場合，通常，椎間板が触れる（H）．

内視鏡画像と透視画像，MRIなどの術前画像所見が正面に見えるようにディスプレイを設置する．還流液はディスプレイの邪魔にならない位置で，外回りのスタッフが還流圧を調整しやすいところに設置する（図2D，ここではバイポーラやドリルの本体とともに患者の足元側に設置している）．

2）皮膚切開

皮膚切開は正中から15mm程度進入側に8mmの縦切開としている（術前CTで計測したファセット内側縁の直上）．マーキングに際してfluoroscopeの側面像を用いて，終板に平行に

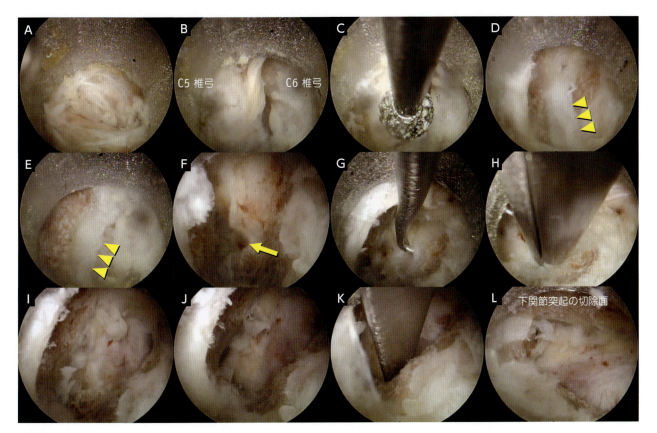

図4 左C5/6 PECFの術中内視鏡所見
A〜Lへと経時的な所見を示している。黄色矢頭はファセットの関節軟骨を指している。これに沿って骨切除を進め，FではC6椎弓の内板まで骨切除が進んでいる。その外側では一部上関節突起が切除されている（黄色矢印）。さらにドリルで骨の菲薄化を進め，フックを用いてこれを翻転している（G）。さらにケリソンで尾側を切除し（H，I），外側も切除してperiradicular sheathに覆われた神経根が椎間孔で全周にわたって露出されている（J）。dissectorで尾側の除圧を確認し（K），さらに鏡筒の方向を変えて，頭側の除圧も確認している（L）。

なるよう注意している（図3A）。通常，皮膚・筋膜はメスで切開して，その後はobturatorで鈍的に椎弓から筋層の剝離を行っている（完全なブラインド操作なので，極力出血を生じる可能性のある操作は避ける）。

3）ワーキングスリーブの挿入

obturatorで椎弓表面が露出できたら（図3B），ワーキングスリーブを挿入するが（図3C），当院では頸椎ファセット上で筋肉の迷入がしがたい約10°の角度のついたbevel型を自作して用いている（図3D）。

4）内視鏡の挿入（動画1）

obturatorを除去後，fluid adaptorをワーキングスリーブに設置してから，内視鏡を挿入する（図4A）。この際，一瞬ワーキングスリーブから手を離すことになるが，ワーキングスリーブがずれると筋肉の迷入が生じて，余計な筋肉切除が必要になるので，助手に把持してもらうようにしている。内視鏡挿入後は，dissector（3mm幅のものを使用）などで椎弓や関節面を触れて，ワーキングスリーブが正しい位置に設置されているか，もう一度確認する。それができたら椎弓上にわずかに残った筋層を鉗子で切除したり，バイポーラで焼き縮めた

りして，ファセットを露出させる(図4B)。

5) 骨切除(動画1)

ファセットが出たら，3.5mm径のダイヤモンドバー(Primado2，株式会社ナカニシ製)で，上下椎間関節の内側の交点から骨切除を開始する(図3E，4C)。骨切除は関節面に沿って外側へ進めるが，この際ドリルとワーキングスリーブをそれぞれの手で支えて，一体として傾けながら骨切除を進めていく。下関節突起がある程度切除できると，関節軟骨が白い線状に見えるようになるので(図4D，4E)，今度は上関節突起の骨切除も進めていく。1箇所を深く掘り下げるのは危険なので，上下の関節面・内外側をまんべんなく削っていく。下位椎弓の骨切除では，その直下には静脈叢があることに留意して，できる限り打ち抜かないよう注意する。静脈叢が透けて見えるくらいになったら，フックや鋭匙で起こすなどしてからケリソンで切除する(図4G，4H)。

ケリソンが菲薄化した骨の腹側に挿入しがたい場合は，ドリルを直径2.5mmにサイズダウンして骨切除を進めるのも1つの方法である。内視鏡がルートや硬膜管の上に落ちないよう，骨切除断端に少し乗せて操作しているが，内視鏡を動かしている間に，スリップして落下する可能性があるので，その点も注意が必要である。

6) ルートの確認(動画1)

ルートの頭尾側，外側の骨切除が十分に行えたら(図4J)，dissectorをルートの頭尾側，外側に挿入してみて，抵抗がないことを手の感触としてつかむ(図4K)。また，fluoroscopeの側面像で椎体後縁の高さを超えてdissectorが挿入できることも確認する(図3F～H)。通常，この時点でMEPの値も改善している場合が多い。また，内視鏡下にルートの拍動が確認できることはMECFと同様である。内視鏡の特徴として深部のものは小さく見えるので，椎間関節の過剰な切除(関節面の50％以上)を避けるために，切除したい範囲を術前のCTから計測しておき，上関節突起を7mm幅で切除したいなら，3.5mmのダイヤモンドバーの先端2個分など，目測して進めるとよい。

7) 切除(動画1)

通常黄色靱帯は術野の外側縁に見えるだけで，直接，神経根の圧排には関与していないので切除する必要はない。また不必要な出血を避けるため，periradicular sheathも切除していない。脱出した髄核を切除する際は，解剖学的構造物の確認のため，尾側の骨切除を広めにとってから外側の黄色靱帯の一部とperiradicular sheathを切除しdiscectomyを行う(本項では紙面の都合上，discectomyの手術手技に関しては割愛する)。

8) カメラおよびドリル操作(動画1)

カメラ先端が近づきすぎるとレンズの破損の原因となるので，特にドリルの使用に際しては注意する。またドリルやケリソンを引き抜く際にもレンズを破損しやすいので，操作を急ぐ

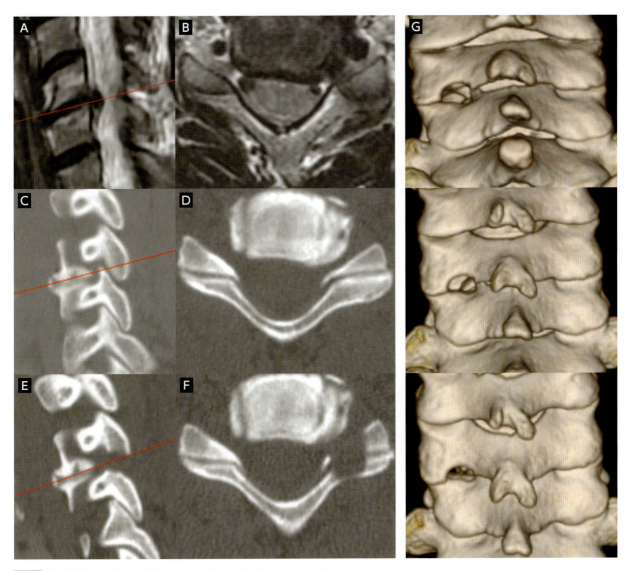

図5 左C5/6 PECFの術前後の画像変化（図4と同一症例）

術前MRI（A, B）および術前CT（C, D）では，左C5/6椎間孔狭窄を認める。術後のCTでは椎間孔の除圧が適切に行われているのがわかる（E, F）。また角度を変えた3次元CTでは，骨切除の入口部は最低限の骨切除しか行われていないことも明らかである（G：前後軸に角度を振った3次元画像）。

べきではない。椎間関節の最外側の切除の際は，斜視鏡の方向が外側に向くようカメラ自体をやや内側へrotationして操作を進める。MEDシステムと比較するとカメラがより内視鏡の先端部に設置されているので，内視鏡下にもルートの周囲にスペースができたことが確認できる（図4L）。

9）術後の留意点

除圧操作が終了したら，止血を確認し，ゆっくりと鏡筒を抜く。この際，筋層からの出血があれば，そのつどバイポーラで止血する。鏡筒を除去後，ドレーンは留置せず皮下を吸収糸で1針縫合する。術翌日から歩行は可能で，術後2日目に創部を被包していたドレッシング材は除去して，形成テープに貼り替えて退院許可としている。

◎

術中所見を提示した症例の手術前後の画像変化を図5に示す。

3. PECFの特徴〜特にMECFと比較して

PECFは2007年にドイツのRuettenらによって，最初に報告された手術手技である（この論文ではfull-endoscopic posterior foraminotomyと呼称）[4]。その論文の中では，87例の患者を2年間フォローして良好な結果を報告している。論文の中では筆者も愛用しているworking channel 4.1mmのRichard Wolf社製の内視鏡が使われている。驚くべきは，平均手術時間27分（18〜48分）で，合併症もなく，上肢痛の再発率が3.4%という治療成績である。また全例でドレーンは使用しておらず，還流下の視野の明瞭さがdiscussionでも強調されている。Ohmoriらも59例を2群にわけて（椎間板ヘルニアと骨性狭窄）その治療成績を報告しているが，約1年のフォローで良好な成績を報告している[5]。いずれの報告からもPECFが将来的に手術用顕微鏡やMECFに代わりうる術式であることがうかがえる。筆者らは現在までに59例を経験しているが，その平均手術時間は64分で，C5麻痺と上肢痛の再発をそれぞれ1例ずつ認めている。40例を過ぎて，ようやく30分台で手術が完終できるようになってきたところである。

1）PECFが最も優れている点

MECFとの比較でPECFが最も優れている点は，より低侵襲で，在院日数も短くてすむことである。筋層のダメージが少なくほとんど出血も生じない。さらに骨切除範囲も末広がりに拡大できるため（図6），椎間関節の温存範囲が広くなるばかりか，椎間孔出口での除圧が十分にできる。

基本的に現時点でOPLL症例にPECFの適応はない（脊髄症はもちろんのこと，神経根症でも複数根であったりして，通常広い範囲の除圧が必要なため）。しかし，OPLLの近傍の椎間孔狭窄による単神経根症を主訴としている患者にPECFを行い，その有用性を痛感したので，最後にその症例を用いてPECFの利点を説明する（図7）。

MECFでは鏡筒の幅が16mmあるので，棘突起に阻まれて内側から外側への椎間孔の観察は，いくら斜視鏡を用いても限界がある。一方，PECFは鏡筒の幅がMECFの半分未満なので内側に内視鏡を傾けて，椎間孔遠位端を内側から除圧することが容易である。またその際，カメラがより先端部分にあるので，直視下に骨切除が可能である。この症例では赤線で示している（図7A，7C）椎体後縁の高さを大きく超えて椎間孔の骨性除圧が行われている。筆者の経験からはMECFでこのような除圧を行おうとすると，椎間関節外側の切除がより広範囲になってしまう。従来このような症例のアプローチ方法は悩ましいものだったが，症状が限定的であればPECFの良い適応になるのではないかと考えている。

2）PECFの問題点

これまでPECFの良い点ばかりを記載してきたが，最後にその問題点も以下に列挙する。

　①最初のステップのファセットの同定が案外難しい
　②ドリルを使用している間は骨屑が舞って視野が悪く，手の触覚だけが頼りになる
　③手術操作中にもanatomical orientationを失うことがある

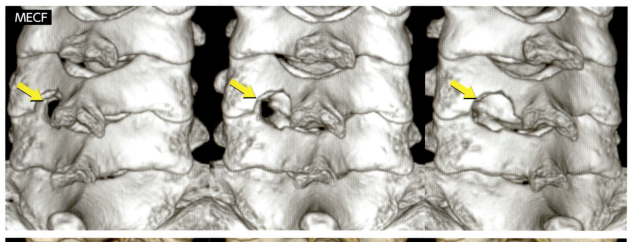
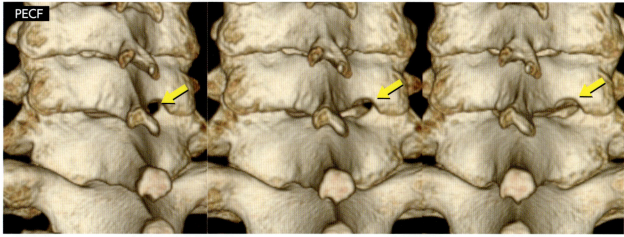
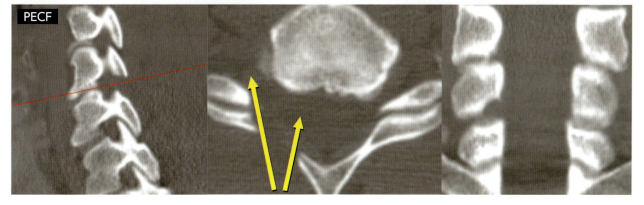

図6 PECFとMECFの比較
3次元CT（上段MECF，中段PECF）では，骨切除部位がPECFで明らかに小さいことがわかる（黄色矢印）。同症例の2次元CT画像（下段左から sagittal, axial, coronal），狭い入口部から末広がりに椎間孔へ向けて骨切除が行われている（黄色矢印の方向へ骨切除を進めている）。

④上記①〜③の点などから手術時間がなかなか短縮しない
⑤手術機器がまだ発展途上（破損しやすい点や，鉗子類も改良が必要）
⑥手術中に排液処理への配慮が必要

PECFではMECFと比較して解剖学的構造の違いがより顕著に感じられる。したがって本項ではC5/6，C6/7のPECFの手術手技とさせてもらった。C4/5やC7/T1の症例も少ないながら経験しているが，骨切除におけるメルクマールが大きく異なる。また高齢者で椎間関節の変性が強い症例（osteoarthritis；OA）では，前記の問題点に挙げたように最初の

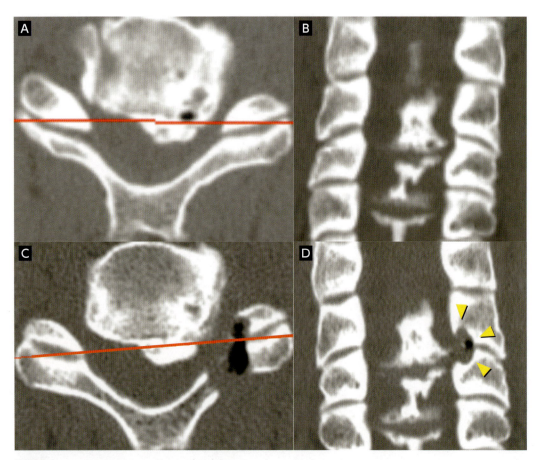

図7 左C5神経根症状を呈したOPLL症例
60歳代男性，OPLLによる左C5神経根症に対して左C4/5のPECFを実施した。術直後から痛み・しびれは軽快した。
A・B：術前CT，C・D：術後CT，A・C：axial像，B・D：A・Cの赤色実線でのcoronal像。骨切除範囲を黄色矢頭で囲んでいる

ステップである椎間関節の内側縁の同定が難しい。わずかな骨の隆起が，MECF以上に大きなものと感じられるからである。この点からは将来的にナビゲーションシステムと連動したドリルの開発が，この問題を解決する最良の方法と思われる。大森一生先生（日本鋼管病院）は先に挙げた論文[5]の中で，84歳のOAの著しい症例をcase presentationとしている。大森先生は既にOA例に対するtechnical tipを確立しているのだろう。本書においては，高位の異なる症例やOA症例などの問題点にも詳細に言及できるよう，筆者も現在，症例を増やしているところである。

現在PELDシステムを用いた手術手技は発展段階である。内視鏡機器および周辺機器の進歩とともに，さらなる発展が期待できる。あと数年後には本項の内容は陳腐なものとなるかもしれないが，PECFの基本手技という点においては将来的にも有用な内容ではないかと考える。基本手技を積み重ねることは，新たな手術手技の開発には欠かせない。本項がそのような要請に応えられるものであることを期待し，項を終える。

● 文献

1) Tonosu J, et al：Factors related to subjective satisfaction following microendoscopic foraminotomy for cervical radiculopathy.
  https://www.ncbi.nlm.nih.gov/pubmed/29361919

2) Koga H：Improved percutaneous endoscopic translaminar approach for lumbar foraminal stenosis at L5／S1. Mini-invasive Surg. 2017；1：3-5.

3) Koga H, et al：Minimal laminectomy using the interlaminar approach for percutaneous endoscopic lumbar discectomy. Mini-invasive Surg. 2017；1：56-62.

4) Ruetten S, et al：A new full-endoscopic technique for cervical posterior foraminotomy in the treatment of lateral disc herniation using 6.9-mm endoscopes：prospective 2-year results of 87 patients. Minim Invasive Neurosurg. 2007；50(4)：219-26.

5) Ohmori K, et al：Outcomes of full-endoscopic posterior cervical foraminotomy for cervical radiculopathy caused by bony stenosis of the intervertebral foramen. Mini-invasive Surg. 2017；1：63-8.

エキスパートコメント
尾原裕康

PECFは，特に日本では比較的近年に導入されており，広く普及している手技ではない。これまで筆者らの施設では手術を要する神経根症に対して顕微鏡下後方椎間孔除圧術を行うこともあったが，前方除圧固定術，Key hole discectomy などを多く用いてきた。後方手技の場合，十分な除圧の代償に関節切除範囲が大きくなる傾向があったため，前方からの病態には前方からの除圧が有効と判断していた。しかしながら，最近ではPECFがそれに代わる手技になりつつある。低侵襲性が強調される経皮内視鏡ではあるが，それとともに評価されるべきメリットとしては病変の視認性の良さと，病変のきわめて近傍で安全にドリル操作が行える点にある。顕微鏡下ないしMEDなどで行う場合に直径7～8mmの範囲で神経周囲を直視下にdrillingすることは困難である。経皮内視鏡はワーキングスリーブをうまく使用することで重要構造物の保護が可能であり，文中にあるように椎間孔内の骨削除も可能である。正常構造を温存しつつ十分な除圧が得られるため，多くの利点がある。また，手術手技も腰部脊柱管狭窄症に対する手術より操作範囲が少ないため，筆者らは限られた症例で2椎間までの操作を行っている。利点ばかりが強調されるが，低侵襲手術に必須のこととして従来法と同様の安全性を含む手術成績が求められる。日が浅い手技であるため短期成績の報告ばかりが目立つが，特に骨性狭窄の症例では対側を含む術レベルの再発の可能性は否定できない。前方除圧固定術は罹患椎間に関しては再発の可能性がなくなるが，隣接椎間障害についての議論が解決されていない。人工椎間板が日本にも導入されつつあるが，現時点では評価の段階である。変性の進行は加齢性の変化である。PECFで低侵襲に除圧を行い，同レベルの再燃をきたした際には前方除圧固定術を行うことで，特に若年症例に対してspine agingの先送りが可能になると考えられる。もう1つの大きな問題点は習熟が困難であることで，普及の妨げとなっている。今後安全にこの手技が普及されるように，デバイスおよび手術操作に対する研究が必要である。

2章　PELDシステムを用いた脊椎内視鏡手術

6 PELDにおけるドリル操作

古閑比佐志

1. PELDにおけるドリル操作の必要性

1) ドリル操作が必要な症例

PELD (percutaneous endoscopic lumbar discectomy) は，基本的に椎間孔や椎弓間隙など骨窓から進入して，髄核を摘出する手術手技である。しかしながら，高齢者や椎間関節症が進行して関節突起が肥厚しているような症例では，通常のヘルニアの手術においてもドリルによる骨切除が必要になる場合が多い。transforaminal法（TFA）やposterolateral法（PLA）における上関節突起腹側面の切除がこれに当たる。また，interlaminar法（ILA）においては，上位椎弓下縁や上関節突起内側縁の切除，さらには腋下からのアプローチにおける下位椎弓上縁の切除などがよく経験する骨切除である。近年，比較的大きいサイズのケリソンロンジュールも使用可能になったので，ILAでの上関節突起腹側面や下位椎弓上縁の切除にドリルを要しない場合も増えてきた[1]。

とは言え，手術適応の拡大に伴うドリルの必要性は増す一方で，椎間板ヘルニアにおいても高度にmigrationしている症例では，ドリルによる椎弓や椎弓根あるいは椎間関節の切除が有効である。TFAでは，主に椎弓根頭側の切除が尾側へmigrationしているヘルニアの摘出に有効である[2]。ILAでは，Dezawaらによって提唱されたpercutaneous endoscopic translaminar approach（PETA）というアプローチ方法が，頭側へ高度にmigrationしている症例に有効であることが報告されている[3]。

2) PELDの適応拡大

近年，PELDを用いた腰部脊柱管狭窄症の治療も試みられるようになってきたが，手術時間が従来法より長かったり止血の操作に難渋したりして，現在の器具のままでは一般的手術手技になるとは思えない。しかしながら，骨切除範囲が限局される片側性の外側陥凹狭窄や椎間孔狭窄などは良い適応であると考える。実際，筆者らも以前は片側性の神経根症状を主訴とする腰椎外側陥凹狭窄に対してはMEDを用いていたが[4]，現在ではPELDで除圧を行っている。また，Birjandianらは自験146例を解析しPELDが腰椎外側陥凹狭窄に有効であることを示している[5]。当院では特にL5/S1レベルでの椎間孔あるいはその近傍での狭窄に対して，PETAを用いてL5神経根の除圧を行っている[6]。長期成績はまだ出ていないが，短期的には比較的良好で侵襲度の高い椎体間固定術の回避につながると考えている。今後

156　2章　PELDシステムを用いた脊椎内視鏡手術

PELDの手術適応の拡大に伴い，ドリル操作の習得は避けて通れない。以下に，ドリルの扱い方に関して具体的に，細かい点に関して解説する。

2. PELDにおけるドリル操作の実際

1) PELD用ドリルの仕様

現在，日本で使用できるPELD用のドリルは株式会社ナカニシの「プリマドシリーズ」だけである。ドリルとしての性能はきわめて優秀で，先端のバーは20,000回転程度の高速回転が可能であるが，手振れがほとんどない安定性も持ち併せている。安全性の観点からは，スイッチを離してから停止までの時間調整ができ，初心者はこれを短く設定すれば安全な操作が可能となる。

シャフト：2種類で太さが異なり，使用するスコープの種類に合わせて選択できる（図1A）。

ダイヤモンドバー：球状で2.5mm，3.0mm，3.5mmでそれぞれファインとコースの合計6種類が利用可能だが，3.5mmのバーはworking channelの内径が4.1mm（Richard Wolf社）の内視鏡でないと使用することができない。筆者は現在コースダイヤの3.5mmのものを主に使用しているが，以前使用していた2.5mmと比較すると手術時間が大幅に短縮された。

スイッチ：モーターハンドピースに付いているハンドスイッチと，フットスイッチのどちらも利用可能である。筆者の経験からは，足で透視とバイポーラを扱わなければならないこと，後述するドリルの操作に関しても体全体で内視鏡をドリルごと動かさなければならないことにより足元が不安定になりやすい。また，最近のCアームは大型化されて手術台を十分低い位置に設定できないので，術者にも足台が必要になる場合が多い。このことは足元の不安定性をさらに高めるので，ハンドスイッチを推奨している。

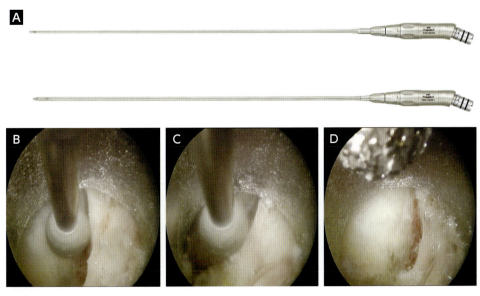

図1 PELD用のドリルシャフトと術中の位置
A：太さの異なるシャフト
B：ドリル側面での削除。常に削除部位が術野の中央に来るように操作する
C：バー先端位置が不適切（外側に寄りすぎ）
D：バーがカメラレンズの極近傍にあるため，ここからはゆっくりと引き抜く

2) ドリル先端で削除する場合

7mmのワーキングスリーブの中で3.5mmのドリルを操作するので，常に削除部位が術野の中央に来るように操作する（図1B）。ドリルの先端でも側面でも削除は可能だが，先端で削除する場合に削除面が凹凸だとドリルが弾けてあらぬ方向を削除してしまうことがある。また，勢い良く打ち抜くと（筆者は，決して打ち抜かないよう透けるくらい非薄化した時点でドリル操作を終えるようにしている）深部組織を損傷する可能性があることは，顕微鏡下のドリル操作と一緒である。ただ，2次元画像なので深度を推し量るポイントは，皮質・髄質・皮質という色彩と硬さの変化のみである。したがって，削除し続けるのではなく，途中途中でドリルを止めて深度を確認することが大切である。また，術前CTで骨の厚さを計測しておき，操作の目安を決めておくとよい（たとえば，3mmならダイヤモンドバーの近位端が手前の皮質に隠れる前に削除をやめる）。

3) ドリル側面で削除する場合

ドリルの側面で削除する場合，常に削除部位が術野の中央に来るようにするにはドリルと内視鏡を動かす必要がある。この際，削除面が外側に寄ると，バーの先端が骨とワーキングスリーブに挟まれたような形になってワーキングスリーブが削れてしまうことがある（図1C）。ひどく削れると金属片が体内に残り，術後MRIにおいてアーチファクトの原因にもなる。これを避けるべく，常に削除部位が術野の中央に来るよう位置を修正しながら操作を行う必要がある。

4) ダイヤモンドバーの出し入れの際の注意点

PELDの内視鏡は，カメラレンズが先端にありworking channelと接しているため，ダイヤモンドバーの出し入れには注意が必要である。ドリルのスイッチを切るのは当然のこと，出し入れはゆっくりと行わなければならない。特に引き抜くときにはカメラの画像を見ながら，必要があればドリルのシャフト自体を回転させてカメラから最も離れた位置で引き抜くようにする（たび重なる使用でシャフト自体がわずかに弯曲している場合があるため）（図1D）。

5) ドリルの把持

ドリルの把持について，筆者は左利きなので，右利きの術者はミラー画像と思って対応して頂きたい。右手でワーキングスリーブと内視鏡本体を把持する。主に第3，4指でワーキングスリーブに結合させたfluid adaptorを把持し，第2，3指で内視鏡本体を把持する。残った第1指はドリルのシャフトに添えて，ドリルを過度に弯曲させないようワーキングスリーブ－内視鏡本体－ドリル（以下，これらをWEDと略称）が常に一直線になっていることを確認する（図2）。人によって手の大きさや指の長さが異なるので，持ち方は多少異なるかもしれないが，一番のポイントは「一直線」になることである。初学者はILAでワーキングスリーブと内視鏡本体を把持しているだけで指がつりそうになると訴えるが（筆者もそうだった），

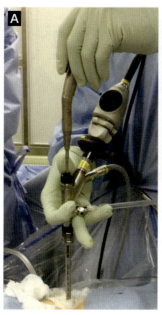
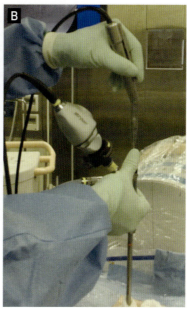

図2 ドリルの把持
内視鏡を把持している手先側（A）および手首側（B）から見た全体像。ワーキングスリーブ－内視鏡本体－ドリルが常に一直線になるように把持する。

それに慣れない限りドリル操作は難しいと言わざるをえない。当院では30例のPELDを経験するまではドリルを使わせないよう指導している。

御前崎総合病院の北浜義博先生は，手振れしないよう肘を脇から離さないように指導している[7]。これも大変重要なことだが可動範囲が制限されるので，手振れしない自信がついたら脇から離して操作してみてほしい。

図3A・3BはPETAで神経根に沿って頭側・尾側の骨切除を行っている様子であるが，40°程度のWEDの角度の変化が必要である。PETAでは術者の体幹に対して左右の動きとなるため，内視鏡を持つ右手の脇は締め，体幹を大きく左右に動かすとともに，尾側に傾ける際はドリルを持つ左手は脇から離す（図3B）。図3Cにcervical foraminotomy（percutaneous endoscopic cervical foraminotomy；PECF。☞2章5）での椎間孔内側と外側を削除する際のWEDの傾きを示す。やはり40°程度の角度の変化は必要なので，体幹も一緒に動かさない限り（これができるように体幹を鍛えることも大切）肘が脇から離れてしまう。PECFは術者の体幹に対して遠近位での傾きが必要なのでどうしても両腕が脇から離れやすい（図3D）が，これをしないと術者が上体を前屈し腰を痛める可能性が高い。

6）カメラの操作

ドリル操作以前の基本操作であるが，カメラ先端の術野からの距離は第2指と第3，4指間の距離で調整する（図4）。fluid adaptorにかけた第3，4指を伸展させるようにすると，内視鏡がワーキングスリーブから引きだされてくる。この手の操作で術野の距離を調整できないことはまずない。内視鏡は斜視鏡なので，カメラを回転させると通常観察できない外側も見ることができる。ワーキングスリーブはそのままでカメラの方向だけを変えたいときは，第3，4指の把持をゆるめて手首を回転させることで調整できる。

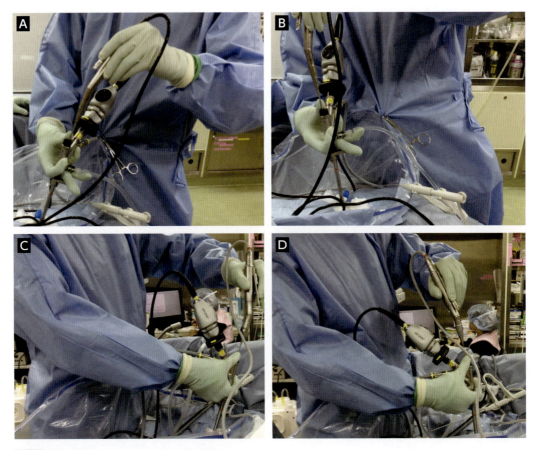

図3 削除部位によるドリルの傾きの違い
PETAで神経根に沿った頭側(A)・尾側(B)の削除。PECFにおける椎間孔外側(C)・内側(D)の削除。

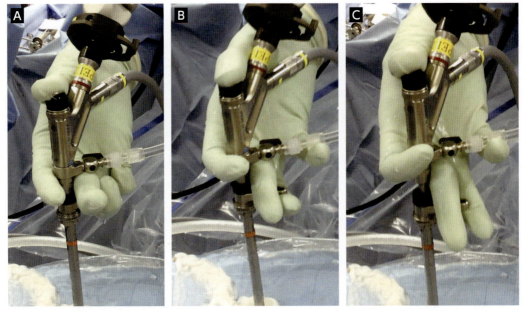

図4 カメラ先端の術野からの距離の調整
第2指と第3, 4指間の距離で調整する。fluid adaptorにかけた第3, 4指を伸展させることでA→B→Cと段階的に距離を調整することができる。

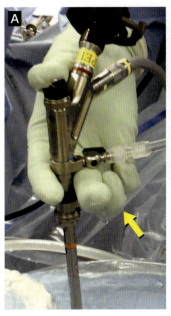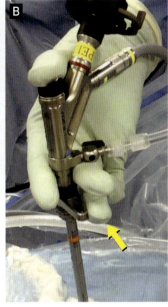

図5 内視鏡を固定しワーキングスリーブを片手で回転させる方法
A：第4指（矢印）をfluid adaptorに引っかけて曲げる
B：第4指で押す

内視鏡周囲の軟部組織が視野や鉗子操作の邪魔になり，それらを圧排したいときには，カメラはそのままでワーキングスリーブだけを回転させる（特にbevel型ではこの操作が有効である）。初学者はドリルや鉗子類をいったん置いて，左手でワーキングスリーブを回すとよい。しかし，この操作は除圧操作をいったん中断させるので，慣れてきたら第4指をfluid adaptorに引っかけて曲げたり，第4指で押したりして，片手でワーキングスリーブを回すことも可能である（図5）。

3. おわりに

実際のドリル操作で最も重要な点は，「一直線」にしたWEDを一体として動かすことである。ドリルは術野の中央しか骨切除できないので，削りたい部分を常に術野の中央に持ってくるようにWED全体を動かす。WEDの動きの支点はドリル先端近くにあり，かつWED全長がかなり長いため，WEDの後端近く（ドリル自体を把持している側の手の辺り）ではかなり大きく動かさなければならない。このWEDの動きに対応するには術者自身も全身を大きく動かす必要がある。したがって，PELDでのドリル操作は術者の上肢だけでなく，膝を中心とする下肢・体幹の安定性も求められることを意識して手術にのぞんでもらいたい。

動画解説　PETA (percutaneous endoscopic translaminar approach) におけるドリル操作

左L5椎弓峡部の切除 (画面左：頭側，右：尾側，上方：内側，下方：外側)

PETAは腰椎椎間孔狭窄による神経根症状に対して非常に有効な手術方法である。一方で，PECFと比較すると広範囲の骨切除が必要となり，PECFより手術時間が長くなることが多い。徐々に骨切除範囲を広げていくが，外側縁はドリルの外側を用いて削っていく。その際，動画ではドリルを中心として骨切除面が動いているように見えるが，実際は**図3**のように術者が体を動かして，ドリル先端を骨切除面に移動させている。ある程度背側の骨切除範囲が広がったら，bevel型のワーキングスリーブを切除腔に挿入して，より近接視で骨切除を進めていく (1：50頃)。その際もワーキングスリーブを回転させたり傾けたりしながら，ドリル先端の位置を適切な部位に持っていく。赤みがかった髄質の切除がすむと，椎弓の内板が黄色く見えてくるが，この面だけはドリルの先端で切除する必要がある。その際，打ち抜いて腹側の神経組織などを損傷しないよう注意する。上関節突起の内板が切除されたら (4：40頃)，そこから内板の切除を周囲へ向かって進めていけばよい。ケリソンが挿入できるほどの広さが確保できたら，あとはケリソンで切除していく (6：05頃)。最終的には椎間孔部全域でL5神経根が除圧されたことがよくわかる (7：00頃)。

◉ 文献

1) Koga H, et al:Minimal laminectomy using the interlaminar approach for percutaneous endoscopic lumbar discectomy. Mini-invasive Surg. 2017;1:56-62.

2) Kitahama Y, et al:Percutaneous endoscopic transforaminal approach to decompress the lateral recess in an elderly patient with spinal canal stenosis, herniated nucleus pulposus and pulmonary comorbidities. Asian J Endosc Surg. 2013;6(2):130-3.

3) Dezawa A, et al:Percutaneous endoscopic translaminar approach for herniated nucleus pulposus in the hidden zone of the lumbar spine. Asian J Endosc Surg. 2012;5(4):200-3.

4) Hayashi A, et al:Microendoscopic Posterior Decompression for the Treatment of Lumbar Lateral Recess Stenosis. J Spine. 2016;5:317.

5) Birjandian Z, et al:Interlaminar endoscopic lateral recess decompression-surgical technique and early clinical results. J Spine Surg. 2017;3(2):123-32.

6) Koga H:Improved percutaneous endoscopic translaminar approach for lumbar foraminal stenosis at L5/S1. Mini-invasive Surg. 2017;1:3-5.

7) 北浜義博：外側陥凹のドリル操作. イラスト・術中写真から学ぶ 脊椎内視鏡手術手技の実際. 水野順一，監. メディカルレビュー社, 2017, p25-9.

エキスパートコメント

北浜義博

古閑氏の手の内と手技の精神が余すことなく示された虎の巻とも言うべき内容で，得るところ大であった。

顕微鏡下の場合でもハンドスイッチのドリルを使うとき，先端を安定させるために両手で扱う。図2Aの右手母指が重要な役割を果たしている。非利き手である右手でWEDをコントロールする手技が指の使い方まで説明されている。図2〜5の手関節および母指関節はいずれも伸展位にあり，これが手の安定性を確保している。図3では，術者の骨盤の安定が，手術台と接した術者の大腿によって担保されているのがわかる。足腰から指先に至るまで術者の工夫が細部まで配されているため，図1Bのような安全で美しい術野が展開される。

選択する道具，術者の体格や癖によりドリルの使い方だけでも十人十色（下図）である。今後はPELDのさらなる安全を担保するために，古閑氏のように術前の画像計測法の検討を深め，術者サポートの各種デバイスを開発することが必要である。本項で古閑氏は，ラスト0.1mmの安全確保に術者として細部まで努力することの大切さを喚起してくれた。

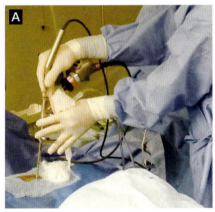 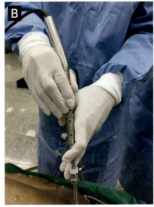 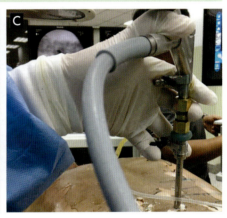

図 各術者の手の使い方
A：普通の手の大きさの術者でフットスイッチを使用。内視鏡のイリゲーションポートの下に母指を入れている
B：大きな手の術者でフットスイッチを使用。内視鏡全体を包み込んでいる
C：普通の手の大きさの術者で水道管接続螺子をデバイスとして使用。LEDポートに母指をかけている。いずれもベテラン術者であるが，三者三様である

3章

脊椎内視鏡手術の将来

3章　脊椎内視鏡手術の将来

1 ビッグデータを手術手技向上に生かすには
── 情報処理の観点から

金子剛士

1. 手術手技の習得

　わが国の急速な高齢化に伴い，脊椎疾患による手術は増加傾向にあり，今後さらに増えることが予測される。一方，近年脊椎手術の低侵襲化も急速に進んでいるため，低侵襲脊椎手術のさらなる増加は避けられない。そこで懸念されるのが，手術手技の習得機会の減少である。低侵襲脊椎手術の代表である脊椎内視鏡手術の場合，1名での手術が可能である。そのため，オープン手術のように，助手などで先輩の手術手技を盗み見しながら自分の手術にフィードバックするということが難しくなっている。さらに，経皮的椎間板摘出術（PELD）や内視鏡椎間板後方固定術（ME-PLIF）など脊椎内視鏡手術の領域内でも手術手技が細分化している。そのため，手術経験機会は少ないにもかかわらず高水準な手術手技が必要とされ，なおかつ安全な手術を実施しなくてはならないという困難な状況に陥る医師が増えるのではないかと危惧している。現在，生豚，cadaverなどで技術の習得を促進する取り組みがなされてはいるものの，実際に手術を目で見て学ぶ機会は限られている。以上より，低侵襲手術手技の習得は今後さらに困難になるだろう。未熟な技術のまま手術が行われることは，合併症および再手術の増加をまねきかねず，さらなる医療費の増大をきたす可能性は否定できない。最近はコンピュータの性能が向上し，人工知能（AI）の反復学習（機械学習）により，過去の膨大なデータ（ビッグデータ）から将来を予測することが容易となった。医療現場においても，診断支援が可能なレベルになっている。本項では，2018年1月現在の，ビッグデータを活用した医学分野での取り組みについて述べるとともに，当院におけるビッグデータを手術手技の向上に活かすための取り組みと今後の展開について述べる。

2. 日本の医療分野におけるビッグデータ活用

　日本の医療分野におけるビッグデータ活用の試みは，2000年代から始まった。2003年に導入された包括評価制度に基づいて算出されたDPC（diagnosis procedure combination）データが登場し，医療現場において一気にビッグデータ活用が広がった[1]。DPCデータには，入院期間中に医療資源を最も投入した傷病名（約2,500分類）に加え，年齢・体重・意識障害レベル，手術や処置の種類，使用薬剤，医療資源の投入量に影響を与えるような合併症や重症度がすべて数値化されて盛り込まれている。これに在院日数，費用などの情報も加えたデータセットにより，医療情報を透明化できる。また，様々な疾患について，どのような病院がどのような診療を行っているか，入院期間や医療費を含めて知ることができる。DPCごとの

166　3章　脊椎内視鏡手術の将来

月平均退院患者数，医療圏シェア，平均在院日数などの診療実績の比較もできる。

このように，DPCデータというビッグデータを活用することにより様々な分析が可能となった。たとえば，入院中の合併症の発生率や[2]，病院ごとの治療方法の違いなども分析することができる。DPCデータは，マクロでは適切な診療報酬体系や地域医療計画などの構築のよりどころとなり，ミクロでは各病院がこのデータをベンチマークにして自院の質向上やマーケティングに活かすことができるものである。DPCデータの活用事例は既に大きな実績があるが，これらのデータはあくまで定量的なデータであるため，我々がめざす「手術手技向上」に寄与することは非常に難しい。なぜなら，手術手技向上のためには手術室で実際に行われている手術そのものを分析する必要があるからだ。手術の手技はもちろんのこと，手術の段取りや，医師や看護師のチームワークなど，手術中の様子を分析し，どのような環境，体制，動作がより良い手術に有効であるかをまとめることができれば手術手技向上に寄与できると考えられ，手術中の動画をデータ化し，分析することが必須となる。今までは技術的な問題が大きく実施されることはほとんどなかったが，現在は技術が進化し，ビッグデータ化が可能となっている。消化器内視鏡領域では，内視鏡の画像を機械学習させ診断の向上に寄与している。画像データを用いた診断支援の臨床応用は進みつつある[3~5]。

3. 当院における手術手技向上に向けたビッグデータ活用の取り組み

1）過去の類似症例から学ぶ

岩井医療財団が保有する手術中画像のデータは約7,000件あり，現在も増え続けている。これらのビッグデータはすべて，院内において閲覧が可能である。また，クラウドサービス利用による情報の共有を医療技術者間の情報共有に活用している。類似の手術を行う際に，過去の手術がまとめられたExcelデータから類似の手術症例を見つけ，手術の事前学習を行っている。過去の類似症例から学び将来の手術に対策をするcase matching basedな考え方は，プログラミングで自動化できる可能性がある。当財団の動画データには，Excelで管理された臨床データと紐づけされており，類似症例や難易度別の分類などの予測出力は，現在の技術で可能である。

2）データ保存

データ保存については，現行ではgoogleが提供しているクラウドサービスを利用している。googleはHIPAA（Health Insurance Portability and Accountability Act）コンプライアンスにも対応しており，安全な環境であると考えている[6]。現在は情報漏洩防止のためグループ2病院内での活用のみであるが，順次拡大していきたいと考えている。

当財団では脊椎内視鏡手術手技の習得を希望する研修医を受け入れており，研修期間は約1~2年である。常勤医師の指導のもと技術を習得し，短期間で執刀医となり実績を積めるようになっている。しかし，研修を終えたあとは症例に遭遇する機会や手術機会が減ることが予想されるため，その技術維持と情報更新の後方支援として，当財団のデータライブラリーにアクセスできる体制構築を検討している（図1）。

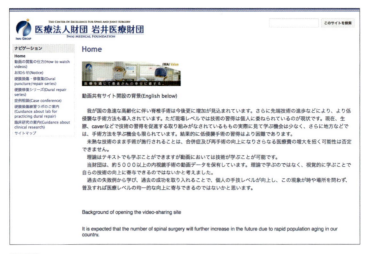

図1 過去の動画データが閲覧可能なサイト
手術中の重要部分を手作業で編集。個人情報の匿名化や，個人情報を追跡不可能にした状態の動画をアーカイブ化し共有できる。

4. 動画の活用

今後は動画から術者の習熟度を計測したいと考えている。現在，google (google cloud platform) より動画を解析する技術が提供されている[7]。たとえば，冬の画像をPCに入力すると"winter"とデータとして出力したり，笑顔の女性の動画は"smile""female"と返したりする。さらに，動画の主要な名詞に対し（この場合はwinter, female）タグを設置し，動画内において出現タイミングを特定することも可能になっている。細かなところの判別は難しいが，将来的には手術動画を機械学習させることで，動画から手術の安全性や熟練度が判断できる可能性はある。実現には膨大な数（数万単位）の動画を機械学習させる必要があり，多くの動画データが必要となる。今後の技術として注目している。

他業種ではあるが，KomConnect KomChallengeアプリ（コマツ）が実用可能な段階にある[8]。油圧ショベルの基本的なエアー操作や実掘削操作の様子を動画で撮影して採点する（油圧ショベルの実掘削操作を正確にかつすばやく行えることは，作業効率・経費削減には重要な要素である）。ただ，このアプリは単一の動作の手技の正確さを競うものであり，現在のところは複合作業に関しての解析が難しい。内視鏡技術指導においては，鋭匙やノミの使い方などへの応用が可能であると考える。

ビッグデータを手術手技の向上に活用するにあたり，動画のデータ化と分析は理論的には可能だが，AIに動画を学習させ，精度を高めていく中で克服すべき課題も出てくると思われる。手作業でコンピュータに対し反復学習させていかなければならないため，開発までには膨大な時間を要する。また，動画を多く取得することが必須である。実現に向けて，医療従事者だけではなく，動画解析や反復学習のための技術者や，実際の運用に関わる関係者などとの協力が不可欠である。現在，筆者らは様々な業種の関係者と研究や検討を重ね，動画の活用を模索中である。

● 文 献

1) 厚生労働省：DPC制度の概要と基本的な考え方（2018年2月閲覧）
http://www.mhlw.go.jp/stf/shingi/2r985200000105vx-att/2r98520000010612.pdf

2) Kaneko T, et al：Relationship between Peri-Operative Outcomes and Hospital Surgical Volume of Total Hip Arthroplasty in Japan. Health Policy. 2014；117(1)：48-53.

3) Shichijo S, et al：Application of Convolutional Neural Networks in the Diagnosis of Helicobacter Pylori Infection Based on Endoscopic Images. EBioMedicine. 2017；25：106-11.

4) Yoshida H, et al：Automated Histological Classification of Whole-Slide Images of Gastric Biopsy Specimens. Gastric Cancer. 2018；21(2)：249-57.

5) Misawa M, et al：Accuracy of Computer-Aided Diagnosis Based on Narrow-Band Imaging Endocytoscopy for Diagnosing Colorectal Lesions：Comparison with Experts. International Journal of Computer Assisted Radiology and Surgery. 2017；12(5)：757-66.

6) Google Cloud Platform：Google Cloud PlatformでのHIPAAコンプライアンス GCPのセキュリティ（2018年2月閲覧）
https://cloud.google.com/security/compliance/hipaa/#unique_features

7) Google Cloud Platform：Cloud Video Intelligence（2018年2月閲覧）
https://cloud.google.com/video-intelligence/?hl=ja

8) KomConnect KomChallenge（2018年2月閲覧）
https://itunes.apple.com/jp/app/komconnect-komchallenge/id1169255007?mt=8

3章　脊椎内視鏡手術の将来

2 脊椎内視鏡手術の今後
── 医療経済学的観点から

岩井宏樹

1. 脊椎内視鏡手術のメリット

医療機関にとって内視鏡下の脊椎手術を導入するメリットは非常に大きい。なぜならば，ほとんどの手技が術者1名で完遂でき，助手が不要という利点を持つからである。そのため，脊椎内視鏡の手術は顕微鏡を含めたオープンの脊椎の手術と比較して，医療機関の中で最も人件費の高い医師を効率的に活用できる手術となる。

また，顕微鏡を含めたオープンの手術では，術者だけでなく助手の技量も重要であり，特に側弯の手術などは1名の術者が左右のpedicle screwを入れる場合よりも，助手も術者の対側でpedicle screwを入れたほうが手術時間が圧倒的に短縮される。よって，手術時間すなわち効率性を規定する要素が内視鏡手術では1つ少なくてすむ。手術時間を短縮させるための助手の力量は，単に整形外科医というだけでは足りず，脊椎外科手術の経験歴が要素として求められる。そのため効率性という観点から考えると，脊椎の手術において助手が不要であることは労働力として医師が1名不要という以上のことを意味する。

加えて，脊椎内視鏡の手術は創が小さく，除圧術であれば術後3～4日で，固定術でも術後1週間程度で退院となるため，在院日数が短くなり医療コストも軽減できる。また，より早い社会・職場復帰となるため，患者だけでなく社会へのメリットも大きいと考えられる。

2. 導入コスト

脊椎内視鏡手術を行うためのセットを定価で購入した場合，カメラやモニターも含めると1,400万円程度となる。本見積もりは定価であり，内視鏡のカメラやモニター自体は既に持っている医療機関もあるため，実際にはより低い値段で導入可能と思われる。この最大の導入コストを内視鏡手術とオープンの手術点数の差で補填すると以下のようになる。

2018年4月現在，後方進入の椎間板摘出術が内視鏡下で30,390点，直視下で23,520点，後方進入の1椎間の椎弓切除（椎弓形成）術が内視鏡下で25,950（30,390）点，直視下で19,965点である。その差はそれぞれ，6,870点，5,985（10,425）点であり，導入コストを埋めるための内視鏡症例数を考えると，椎間板摘出術のみであれば約200例，椎弓切除術のみであれば約230（135）例となる（表1）。詳細は次項にあるが，1施設当たりの脊椎内視鏡手術数は全国平均で年間38.9件のため回収におよそ5年必要となり，決して安易に越えられるハードルではない（表2）。

表1 内視鏡下手術の点数と導入コストの関係

手術名	手術点数 （内視鏡下）	手術点数 （オープン）	差 （点数）	必要症例数
内視鏡下椎間板摘出術	30,390	23,520	6,870	200
内視鏡下椎弓切除術	25,950	19,965	5,985	230
内視鏡下椎弓形成術	30,390	19,965	10,425	135

表2 各地方における1施設当たりの脊椎内視鏡の症例数

	北海道	東北	関東	中部	近畿	中国・四国	九州・沖縄	全国平均
2013	47.8	30.2	46.9	51.0	46.9	39.0	36.9	43.8
2014	23.3	38.3	40.9	47.9	42.6	37.2	49.6	41.9
2015	37.8	31.1	50.6	45.6	44.9	27.8	39.3	42.5
2016	38.3	41.5	42.0	41.8	34.2	30.1	43.0	38.9

（文献1をもとに作成）

3. 手術件数

わが国の脊椎内視鏡手術について，日本整形外科学会が毎年各施設にアンケートを送り件数およびその合併症数を集計しており[1]，ここ2，3年では北海道・東北地方を除けば，基本的に内視鏡手術施行施設数は増加傾向にある（表3）。最近の報告では2016年で415施設となっており，2015年の363施設に比し，約14%増加している。しかしながら，全国の内視鏡手術件数は2015年が15,413件，2016年が16,160件と前年比約5%の増加にとどまり，施設数の増加に比べ手術件数の増加は鈍化している（表4）。特に，手術件数の6〜7割を占める関東・中部・近畿地方ではこの傾向が強く，施設数は増加しているものの手術件数は前年と比較しほぼ横ばいである。前述した3地方の中では2015年の関東地方で1施設当たりの平均手術件数が前年比で1.24倍に増加していたが，2014〜2016年は減少しているのがほとんどであった（表5）。これらの地方では現在，手術件数が飽和状態に近く，過渡期とも言える。

一方で，内視鏡を含めた脊椎全体の日本の手術総数は，学会レベルでは集計されていない。厚生労働省ホームページ内の中央社会保険医療協議会のDPC評価分科会が公表している最新のデータを参照すると，2015年度に退院した患者で手術を行った脊椎関連のもの（脊椎・脊髄腫瘍，脊椎変形，脊椎感染，脊柱管狭窄，椎間板変性，ヘルニア，脊椎骨粗鬆症）は90,811例であった（うち，脊柱管狭窄，椎間板変性，ヘルニアは84,502例）[2]。

ほとんどの脊椎・脊髄腫瘍および脊柱変形に関して内視鏡で行うことは依然として困難であるが，脊柱管狭窄，椎間板変性，ヘルニアのうち多椎間にわたる固定が必要な場合でも，頚椎の多椎間除圧などを除けばほとんどは内視鏡下に手術が可能である。そのため，これら3疾患84,502例中の多くは内視鏡で手術可能と思われる。厚生労働省の本データは全病院の脊椎手術を網羅していない。かつ脳外科関連の学会では脊椎内視鏡手術の統計を2018年以降に開始する予定であり，概算ではあるが，内視鏡で可能と思われる脊椎手術のうちおよそ16%が内視鏡で行われていることになる。整形外科のほかの内視鏡手術（肩関節鏡による腱

2. 脊椎内視鏡手術の今後 —— 医療経済学的観点から

表3 各地方における脊椎内視鏡が行われた施設数

	北海道	東北	関東	中部	近畿	中国・四国	九州・沖縄	計
2013	11	27	75	47	63	29	45	297
2014	17	25	96	51	70	32	37	328
2015	16	36	101	59	70	38	43	363
2016	17	33	119	64	96	40	46	415

（文献1より引用）

表4 各地方における脊椎内視鏡の症例数

	北海道	東北	関東	中部	近畿	中国・四国	九州・沖縄	計
2013	526	816	3,518	2,398	2,954	1,131	1,661	13,004
2014	396	957	3,927	2,442	2,984	1,191	1,834	13,731
2015	604	1,121	5,110	2,688	3,145	1,056	1,689	15,413
2016	651	1,370	5,000	2,677	3,279	1,203	1,980	16,160

（文献1より引用）

表5 各地方における1施設当たりの脊椎内視鏡の症例数（対前年比）

	北海道	東北	関東	中部	近畿	中国・四国	九州・沖縄	全国平均
2014	0.49	1.27	0.87	0.94	0.91	0.95	1.34	0.96
2015	1.62	0.81	1.24	0.95	1.05	0.75	0.79	1.01
2016	1.01	1.33	0.83	0.92	0.76	1.08	1.10	0.92

（文献1をもとに作成）

板縫合や再建術，膝関節鏡による半月板縫合・切除や前十字靱帯再建術）に比べて著しく低い値と考えられる。症例数だけで考えれば，脊椎内視鏡手術は依然伸びしろがあることを意味している。

それでもなお脊椎内視鏡の症例数が伸び悩んでいるのは，2018年2月の時点で日本整形外科学会認定脊椎内視鏡下手術・技術認定医が全国にいまだ163名しかおらず，また脊椎内視鏡のlearning curve自体が急峻なためとも考えられる。しかし，既述の通り医療経済的にも効率の高い脊椎内視鏡手術は今後増加していくべきと考える。

4. 脊椎内視鏡手術増加のための方策

ここからは，脊椎内視鏡手術を増加させるための方策について考えてみたい。まず，脊椎内視鏡手術は，Skinner（当時Harvard Business School教授）が提唱した"focused factory"という戦略をとりやすい分野である[3]。Skinnerはこの戦略を"a plant established to focus the entire manufacturing system on a limited, concise, manageable set of products, technologies, volumes, and markets precisely defined by the company's strategy, its technology, and its economics"として1974年に提唱した。1960年代後半～1970年代前半の米国では，多岐にわたるサービスを提供する大企業が生産効率の低下をまねき，大きな社会問題となっていた。そのため，Skinnerは企業が強みの

ある分野に集中することによって，生産性や提供するサービスの質を向上させるべきであると考えた。医療機関においても本概念が1990年代後半から米国で注目されるようになってきた[4, 5]。近年，focused factoryを実践している病院のほうが質が高くかつコストが低いとの報告も散見されるようになってきた[6, 7]。特に，Kimらの報告では，日本と社会保険システムの近い韓国で，focused factoryを実践している病院のほうが，医師1名当たりの患者数，収益，在院日数や医療の質が優れていることが示されている[8]。日本では，公立病院以外は個々の病院のデータが手に入りにくいため，病院間での比較検討は困難である。しかし，甲状腺の分野では伊藤病院，眼科では井上眼科などが，本概念が体系化する以前から存在しており，多くの患者が集まっている。脊椎内視鏡もfocused factoryの戦略が当てはまる分野であり，近年のPELD (percutaneous endoscopic lumbar discectomy) を含めた脊椎内視鏡を売りにした脊椎専門病院も増加してきた。

一方で，日本の国民皆保険制度は根本に国民が全国で同等のレベルの医療を受けられることが骨子のひとつである。この考えは理想論であるかもしれないが，脊椎内視鏡がより一般の脊椎外科医にも浸透したあかつきには，脊椎内視鏡の導入コストも下がり，前述したメリットを享受するため，脊椎を標榜する地元の一般病院でも内視鏡手術件数が増加することを期待する。そのためには，脊椎内視鏡専門病院で研修する医師が増加し，彼らが技術を習得し，またその技術を各々の病院で教えるといった好循環をつくり上げることが必要である。本書がそのための一助となれば幸いである。

● 文 献

1) 日本整形外科学会脊椎脊髄病委員会：脊椎内視鏡下手術の現状：2016 1月～12 月手術施行状況調査・インシデント報告集計結果. 日本整形外科学会雑誌. 2018；92(1)：56-62.

2) 厚生労働省：平成28年度第4回診療報酬調査専門組織・DPC評価分科 (2018年2月閲覧) http://www.mhlw.go.jp/stf/shingi2/0000150723.html

3) Skinner W：The Focused Factory. Harvard Business Review. 1974；52(3)：113-21.

4) Herzlinger RE：Market-driven health care: who wins, who loses in the transformation of Americas largest service industry. Basic Books, 1997.

5) Succi MJ, et al：Effects of market position and competition 60 on rural hospital closures. Health Services Research. 1997；31(6)：679-99.

6) Cook D, et al：From 'solution shop' model to "focused factory" in hospital surgery: increasing care value and predictability. Health Affairs (Project Hope). 2014；33(5)：746-55.

7) Bredenhoff E, et al：Exploring types of focused factories in hospital care：a multiple case study. BMC Health Services Research. 2010；10(1)：154.

8) Kim HS, et al：An Analysis of Organizational Performance Based on Hospital Specialization Level and Strategy Type. PLoS ONE. 2015；10：e0132257.

3章　脊椎内視鏡手術の将来

3 Future perspective

稲波弘彦

今後他の外科部門と同様に，脊椎外科でも低侵襲化は否応なく進んでいくと思われる。それらをより発展させるためには，各医療機関が個別に持つ術前後の医療データをより精度の高いものとし，それを集約し，そして研究者が横断的にそのデータを解析できるような制度が必要である。一般外科が既に構築しているnational clinical databaseをより詳細にした内容を持つデータベースの構築が望まれる。

筆者は，医療データは社会的共有資産であると考えている。一部の出版社が研究論文を独占し，購読料を払った個人や図書館，研究機関のみに閲覧を許す制度に批判がなされているのも，論文は社会発展のための公共財であるとの考えに基づくためと考えられる。

特定者が分析した結果よりも，粗データのほうが有用なことも多い。たとえば，固定術の感染例で人工物を抜去するか否かの判断には，様々な因子を考慮する必要がある。MRI，X線，CTなどから想像される経過，使用した抗菌薬，治療に対する反応，患者の免疫力，併存症，動脈硬化の有無・程度など，様々である。治療方針の決定に迷った場合，経験深い先達に相談することがあるが，その先達の判断は，個人の経験や知識といった，ある意味狭い範囲から下されるものである。つまり，粗データを集積してその利用を開放すれば，個々のデータから面前の患者に経過や状態が近似した症例を選び出し，治療方針の決定や予後の判断がより正確に行えるであろう。一般外科が既に構築しているnational clinical databaseをより詳細にした内容を持つデータベース構築が望まれる。

また，診療情報の開示は日常的となり，医療提供者側が独占していた診断法そして治療法に関する情報を患者が得られるようになる。その結果，主訴に対する治療が論理的に正しく行われているか？　など，患者が医師の治療をより正確・的確に判断できるようになる一方で，同業者である他の医師の治療に対する遠慮のない判断も行われるようになるであろう。

筆者の考える今後10年程度の発展を診断部門と手術部門にわけて記す。

診断部門

動作画像解析や患者の細かい訴えによる（例：「洗濯物を干すときに腰が痛い」→椎間関節症など）診断補助としてより活用されるようになり，MRIやX線の診断価値は相対的に減少する。また，遺伝子などの解析手法がより安価で行われるようになり，ヘルニアの再発，組織の弾性，骨硬度や圧迫骨折の予測，椎間板変性そして骨棘生成の時期や可能性がある程度予測できるようになると思われる。その予測によって，患者個々人に対して将来の変化を考慮に入れた治療が可能になっていくであろう。

手術部門

　組織を空気に触れさせないPED術式は，円筒形レトラクターを用いた手術方法にはない利点を持っている。古閑医師が開発中のより広い操作スペースを持つ内視鏡による脊柱管狭窄症への適応拡大，そして拡大率の高いexpandable cageの開発と相まって，PEDによる椎体間固定が可能になると思われる。また，高度な後弯症に対して，早期の予防治療が行われるようになり，広範囲の固定術は回避されるようになると思われる。一方で，手術動画の解析による，医師の技量の客観的な評価が可能になり，改善点の明確化や行ってよい手術程度の検定を行う手段を与えることになると思われる。

4章

トラブルシューティング

1 はじめに

稲波弘彦

　失敗しない医師はいないであろう。そして，誰しも失敗から目を背けたいものだろう。しかし，失敗から逃げない勇気を持ちたいものである。それによって我々は，より強く，かつ優しくなれるのである。うまくいかなかった症例は我々の向上・発展の源泉である。不良な経過をたどった症例には徹底的に向き合うことである。「やれることはやったのだから」などと言って逃げてはいけない。身体的所見は正確に取ったか，精神面の状態を把握していたか，患者の主訴を起こしている原因を正確かつ精密に診断したか，他の病変の可能性はないか，診断から治療へのプロセスに論理的整合性があったかなどを検証する。そこから新たな病態の解明や治療法，そして我々自身の足りない部分を見出すことも多い。それとともに，脊椎外科医も他の医師同様に主訴を治すための治療を行うのであって，骨格の美容外科医であってはならないということを再度強調したい。

　手術で患者の要望に答えられなかったり，手術によって問題のある障害を起こしたら，患者に事実を報告する。そして誠心誠意，治療に全能力を注ぐ。副次的な症状があればそれにも対応する。投与する薬剤に限界が来たら，同じ効能の他の薬剤を処方してみる。滅入っているであろう患者の精神にも対応する。リハビリテーションでやれることはないか？　椎間関節や仙腸関節ブロックなど各種のブロックは効かないか？「他に何かできることはないか？」という自問自答が医師としての我々を成長させる。そして，最も大切なことは診療に時間をかけることである。外来診療ならば患者が納得を得るまで時間をかけると決める。一度の説明では納得しないだろうと覚悟する。ベッドサイドならベッドに腰かけて対応する。自分自身を追い込むのである。

　古くから言われていることであるが，我々は，疾患を治すのではなく，心を持った人間を治すのである。「医師が行った治療によって障害が起こった。障害自体は治らない。しかし，この医師がこれだけがんばって自分を治そうとしている。」それは傷つけられた患者の心を癒すに違いない。

4章　トラブルシューティング

2 診断の陥穽

稲波弘彦

1. 椎間関節症と仙腸関節症

特に固定術後，伸展時に片側の腰痛，下肢痛や腰臀部痛を起こす場合には椎間関節症を，坐位や立位で片側の臀部痛を起こす場合には仙腸関節症を疑う。筆者は腹臥位で当該部位を圧迫して疼痛の再現を確認し，透視下でブロックし確認している。椎間関節ブロックは，関節の尾側では骨棘により椎間関節に刺入できないことがあるため，頭側で行っている。一方で，椎間関節は閉鎖空間ではないので，局所麻酔薬が神経根側に漏れて，診断を誤ることがある。関節枝（斜位で椎弓根の楕円の陰影の中に位置している）を放散痛で探して少量の局所麻酔薬を注入する方法もある。

1) ブロック無効例

リドカインが効かない症例では，プロカイン塩酸塩に変えてみる。筆者は神経根ブロックでリドカインとプロカイン塩酸塩の両者が効かない症例を3例経験した。この例では，臨床症状と画像所見の整合性とブロック針刺入時の放散痛の箇所で診断した。

局所麻酔薬注入後の疼痛の軽減で椎間板症を診断しているが，造影剤の刺激作用であろうか，造影剤注入後の局所麻酔薬注入では疼痛の軽減は得られず，局所麻酔薬単独注入で疼痛を軽減した例も経験している。

2. 胸・腰椎後弯症と疲労性の腰痛

胸・腰椎後弯症で多裂筋の脂肪変性の強い例では，腰部脊柱管狭窄症と同様に，歩行時の腰痛による間欠性跛行を呈する。これらの患者では下肢症状がなく，手押し車を押すと楽であると訴えることも多い（図1）。

3. 上臀皮神経の絞扼

腰臀部痛の原因として，上臀皮神経の絞扼も見逃されやすい病態である。腸骨陵に沿って圧迫していくとコリコリした索状物を触れ，疼痛の再現がある。局所麻酔薬の注入により臀部痛が軽減することで診断する。

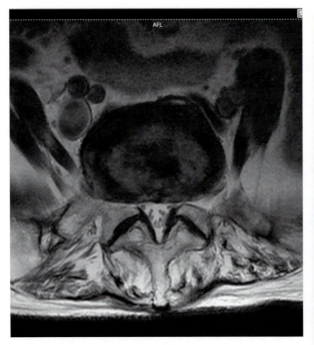
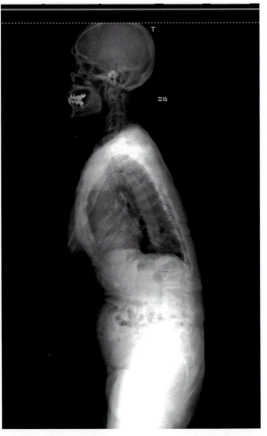

図1 胸・腰椎後弯
胸・腰椎の後弯と多裂筋などの著明な脂肪変性が認められる。

4. 外側陥凹狭窄

馬尾型の狭窄が合併していない場合に看過しやすい。立位や歩行時の神経根障害を参考にして，MRI画像を見直すことが重要である。また椎間関節嚢腫があると狭窄の程度が低くとも症状が強いことが多い（図2）。

5. 椎間孔内外の狭窄と椎間孔外ヘルニア

椎間孔内外の狭窄と椎間孔外ヘルニアは看過されやすい。詳細は他項（☞1章11）に記載した通りである。

6. その他の病態

1) 頸・胸椎の障害

頸胸椎の障害で片側下肢の症状を起こすことがある。特定の腰部神経根障害で説明がつきにくい場合には膝蓋腱反射を行ってみることも重要である。

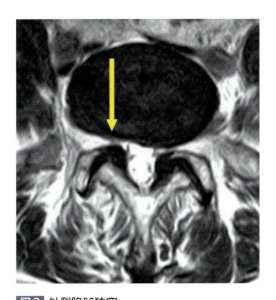

図2 外側陥凹狭窄

外側陥凹狭窄の例も見逃されることがある。矢印はL5/S1の外側陥凹で右S1神経根が絞扼されている。

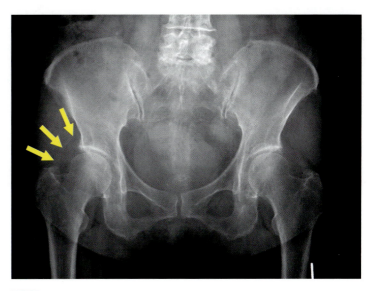

図3 股関節症

右股関節の関節包の腫脹が認められる。

2) 股関節疾患

股関節の障害で臀部痛を起こすことがある。鼠径部の圧痛，股関節の可動時（特に内旋）痛，そして骨盤のX線で関節包の腫脹をチェックする。確定診断は股関節への局所麻酔薬の注入で症状が軽減することである（図3）。

3) 足根管症候群

足の内側〜足底にかけてのしびれや痛みは足根管症候群でも生じる。足根管のTinel様症状で疑い，後脛骨神経のブロックの有効性で診断する。

4) 近位脛腓関節症と大腿筋膜張筋の問題

下肢外側の痛みが起こる。前者は腓骨頭を前後に動かし疼痛の発現をみる。当該関節へのブロックで診断する。後者はGerdy結節から大腿筋膜にかけて痛む。

5) Baastrup病

伸展時や歩行時に腰の中央の痛みが起こる。X線では棘突起下端の骨硬化像，MRIで棘突起間にT1強調画像で黄信号の像を呈することがある。当該部へのブロックが有効である（図4）。

6) Bertolotti症候群

片側の腰痛を起こす。椎間関節症と混同されやすいが，X線の注意深い再検で発見する。当

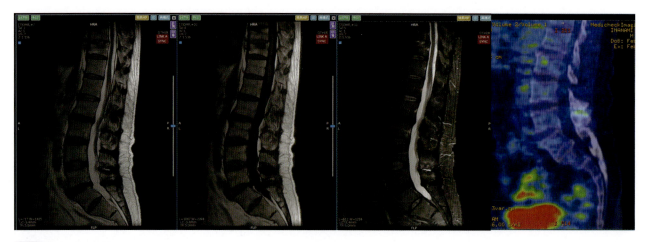

図4 Baastrup病
MRI矢状断画像。L4/5の棘突起間にT2強調画像ならびにSTIR画像で黄信号領域が認められる。右端のPET-CT画像ではL4/5の棘突起間に核種の取り込みが認められた。

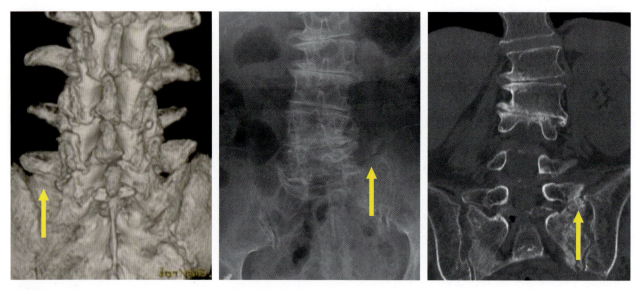

図5 Bertolotti病
左L5横突起と仙骨翼頭側端とが接触しており，当該部への局所麻酔薬の注射で症状は80％軽減した。

該部へのブロックが有効である。L5横突起尾側を内視鏡で手術したが，非常に深い所にある（図5）。

4章　トラブルシューティング

3 固定術でのトラブルシューティング 隣接椎間障害
──固定隣接椎間障害に対する内視鏡支援のサルベージ手術

高野裕一

2008年以降，完全内視鏡支援の腰椎椎体間固定術（posterior lumbar interbody fusion；PLIF）およびTLIF（transforaminal lumbar interbody fusion）を行っているが[1, 2]，従来法同様に脊椎固定術後の隣接椎間障害は合併症のひとつである。従来法との大きな相違は，別切開で内視鏡下除圧術〔内視鏡下椎間板切除術（microendoscopic discectomy；MED），内視鏡下椎弓切除術（microendoscopic laminectomy；MEL）〕あるいは内視鏡下固定術〔PLIF，XLIF（extreme lateral interbody fusion）〕が可能なことである。内視鏡支援で経皮的椎弓根スクリュー（percutaneous pedicle screw；PPS）抜釘や延長が可能となり，手術適応が広がった[3]。現在では除圧術として経皮的内視鏡下腰椎椎間板摘出術（percutaneous endoscopic lumbar discectomy；PELD）の適応も急速に拡大している。

1. 固定隣接椎間障害に対する脊椎内視鏡下手術

2013年4月以降の2年間に，脊椎固定術の隣接椎間障害に対して脊椎内視鏡下手術を施行した症例は17例であった。椎間板ヘルニアあるいは脊柱管狭窄症の場合には11例に内視鏡下除圧術（MED 3例，MEL 8例）を施行し，すべりあるいは局所変性側弯が進行する6例には内視鏡下固定術（PLIF 2例，XLIF 4例）を施行した。

除圧術は16mmの円筒形レトラクターで行った。PLIF2例は，18mmの円筒形レトラクターで除圧・骨移植・C-Shapeケージ設置を行い，内視鏡下にPPS抜去・延長を行った。XLIF4例は，右側臥位で隣接椎間障害レベルにニューロモニターを使用して内視鏡支援のXLIFを施行し，腹臥位に体位変換後，内視鏡下にPPS抜去・延長を行った。

平均手術時間は，内視鏡下除圧術の45.0分（27〜82分），PLIFは119分（118〜120分），XLIFは①内視鏡下XLIF 61.5分（43〜73分），②体位変換 26.0分（24〜28分），③内視鏡下PPS延長 50.3分（25〜68分）であった。術中・術後の合併症はなかった。

2. PPS抜去・入替（図1）

PPS抜去の手技は，内視鏡下に18mmの円筒形レトラクターを使用して行う。通常は尾側から頭側のセットスクリューまで抜去，頭側からロッドを抜去，頭側から尾側にPPSを抜去する。PPSの延長法は，内視鏡支援でPPS抜去後に，同じ穴にガイドピンを留置して1mm太いPPSを挿入し，固定した隣接椎体にPPSを設置して皮下でロッドを連結した。

PLIFは前回除圧術による瘢痕操作が煩雑な場合があったが，XLIFは間接除圧のため容易

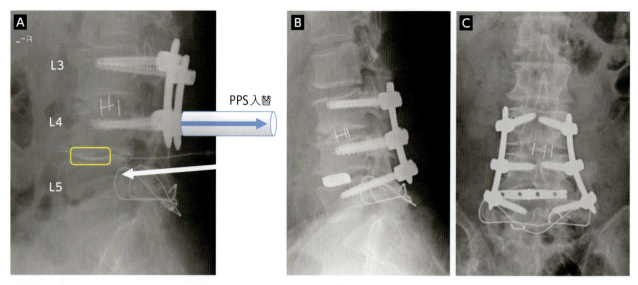

図1 内視鏡支援のXLIFとPPS入替・延長術
A：術前側面像。L4/5に内視鏡支援のXLIF（黄色部分），内視鏡下にL4・L3の順でセットスクリューを抜去，頭側からロッドを抜去，L3・L4の順でPPSを抜去した
B：術後側面像。L5にPPS設置，スクリュー穴にガイドピンを挿入して1mm太いPPSをL3・L4に入れ替えてロッドを連結する
C：術後正面像。両側に同様の操作を行う

であった。XLIFは，側臥位から腹臥位への体位変換があるが，慣れたら20分程度に短縮している。本法は，従来の脊椎固定術後の隣接椎間障害にも適応を拡大できる。内視鏡支援でクロスリンクの抜去も可能で，椎弓根スクリューを温存して延長に利用する場合には，延長デバイスにより隣接椎体のPPSと連結することも可能である。

● 文献

1) 稲波弘彦, 他：内視鏡下での腰椎椎体間固定術のコツと陥穽. J Spine Res. 2010；1(8)：1461-65.

2) 高野裕一, 他：内視鏡下での後方経路経椎間孔腰椎椎体間固定術の手術手技と治療成績. J Spine Res. 2012；3(8)：1188-92.

3) 高野裕一, 他：PLIF後の隣接椎間障害に対する各種脊椎内視鏡下手術の適応. J Spine Res. 2015；6(3)：298.

4章　トラブルシューティング

4 脊椎固定術後の椎体骨折
──骨粗鬆症の術前診断と治療の重要性

高野裕一

固定術後に各種椎体骨折や終板骨折を引き起こすことがあるが，多くの場合に再手術はきわめて困難である。特に骨粗鬆症性椎体骨折であると，骨折の連鎖を引き起こし治療に難渋する。脊椎手術を予定する場合には，骨粗鬆症の術前診断と治療が必須である。

1. 骨粗鬆症

骨粗鬆症は，予期しない骨折を引き起こし，身体機能の低下，運動機能障害，内部臓器不全，およびADL・QOLの極度の低下をもたらす。最近10年間の椎骨骨折の累積発生率は，60歳代女性14%，70歳代女性22.2%と高率であることから，脊椎手術が必要な患者，特に50歳以上の女性には，"まず骨粗鬆症を疑う。そして，絶対に見逃さない姿勢"が重要である[1]。

2. 骨粗鬆症患者における脊椎固定術

骨粗鬆症患者に対する脊椎固定術後は，早期に隣接椎体骨折を起こし術後成績に影響することが報告されている[2]。脊椎外科手術を受ける女性の骨粗鬆症の有病率は，年代別に50歳代25.4%，60歳代58.7%，70歳代72.2%，80歳代以上86.6%と報告されている[3]。

1) 骨脆弱性

骨粗鬆症による骨脆弱性は，インストゥルメンテーション手技をより困難にする。特に，脊椎固定術の合併症である椎弓根スクリューのゆるみや椎体間ケージの沈下や脱転などは，インストゥルメントとの接触面である海綿骨や皮質骨の骨質劣化と大いに関連している[4, 5]。これらの脊椎固定術に関わる合併症は骨癒合を遷延化させる可能性も指摘されている。

3. 術前骨評価

以上をふまえ，脊椎固定術を受ける予定の閉経後女性に対しては術前骨評価を行うことが大前提となる。骨粗鬆症と診断され，手術を待機できる場合には骨粗鬆症に対する薬物治療を数カ月行ったあとに手術予定を立てる。
重症骨粗鬆症の場合には，骨質改善が得られる高骨代謝回転へのシフトと，骨形成増進による造骨作用を併せ持つテリパラチド間欠投与が第一選択となる。椎体骨折の低下，術後の椎

4. 脊椎固定術後の椎体骨折 ── 骨粗鬆症の術前診断と治療の重要性 　185

弓根スクリューのゆるみの低下[6, 7]，骨癒合増進に対する臨床効果が徐々に示されている[8, 9]。

● 文 献 ―――――――――――――――――――――――――――――――

1) 骨粗鬆症の予防と治療ガイドライン作成委員会 (日本骨粗鬆症学会，日本骨代謝学会，骨粗鬆症財団)，編：骨粗鬆症の予防と治療ガイドライン2015年度版. ライフサイエンス出版, 2015, p4-5.

2) Toyone T, et al:Subsequent vertebral fractures following spinal fusion surgery for degenerative lumbar disease:a mean ten-year follow-up. Spine (Phila Pa 1976). 2010; 35(21):1915-8.

3) Chin DK, et al:Prevalence of osteoporosis in patients requiring spine surgery:incidence and significance of osteoporosis in spine disease. Osteoporos Int. 2007;18(9):1219-24.

4) Tempel ZJ:Impaired bone mineral density as a predictor of graft subsidence following minimally invasive transpsoas lateral lumbar interbody fusion. Eur Spine J. 2015;24 (Suppl 3):414-9.

5) Fribourg D, et al:Incidence of subsequent vertebral fracture after kyphoplasty. Spine (Phila Pa 1976). 2004;29(20):2270-6.

6) Ohtori S, et al:Comparison of teriparatide and bisphosphonate treatment to reduce pedicle screw loosening after lumbar spinal fusion surgery in postmenopausal women with osteoporosis from a bone quality perspective. Spine (Phila Pa 1976). 2013;38(8): E487-92.

7) Kim JW, et al:The Effect of Postoperative Use of Teriparatide Reducing Screw Loosening in Osteoporotic Patients. J Korean Neurosurg Soc. 2018;61(4):494-502.

8) Ohtori S, et al:Teriparatide accelerates lumbar posterolateral fusion in women with postmenopausal osteoporosis:prospective study. Spine (Phila Pa 1976). 2012;37(23): E1464-8.

9) Ebata S, et al:Role of Weekly Teriparatide Administration in Osseous Union Enhancement within Six Months After Posterior or Transforaminal Lumbar Interbody Fusion for Osteoporosis-Associated Lumbar Degenerative Disorders:A Multicenter, Prospective Randomized Study. J Bone Joint Surg Am. 2017;99(5):365-72.

4章　トラブルシューティング

5 腰椎の内視鏡下椎間板切除術（MED）および内視鏡下椎弓切除術（MEL）のトラブルシューティング

湯澤洋平

内視鏡下椎間板切除術（microendoscopic discectomy；MED），内視鏡下椎弓切除術（microendoscopic laminectomy；MEL）の合併症としては，硬膜損傷，神経損傷，術後血腫，関節突起骨折（予定外の下関節突起切除），従来法への変更，手術レベル間違え，手術部位感染症などがある[1]。血腫対策（☞1章8），椎間関節温存（☞1章10），硬膜損傷時の対策（☞4章6），および手術部位感染症（☞4章7）に関しては本書のそれぞれの項を参照頂きたい。

1. 従来法への変更

従来法への変更，いわゆるopen conversionへの決断については術者の技量によるところが大きい。内視鏡脊椎手術は傷が小さいものの，手術時間が長くなれば手際よく施行したオープン法より低侵襲であるかどうかは疑問である。術者本人の技量を鑑みて，手術開始から何分以上経過した場合はオープンへ変更するというように，あらかじめ決めたほうがよいだろう。術中に決断することは困難であり，手術時間がいたずらに遷延しがちだからだ。open conversionすべき時間を手術室スタッフや麻酔科医へ伝えておくのもよいかもしれない。

1）手術時間短縮への対応

手術時間が長くなる原因として，まずorientationがつかないことがあるだろう。その際はfinger navigationを推奨する。円筒形レトラクターをいったん抜去して指で探るとorientationはたちどころにわかる。透視で正面像を確認してもよいが，指で触れるほうが手っ取り早い。
硬膜損傷で硬膜内の神経が多数本脱出した場合も手術時間の遷延が予想される。術者の技量を考慮して速やかにオープンへ変更したほうがよい。不可逆性の神経障害を回避することが第一条件であるからだ。
ちなみに，当院では内視鏡手術に習熟した術者が複数おり，オープンにしても手術時間が短縮するわけではないためopen conversionにすることはまずない。しかし，内視鏡手術に不慣れな術者は患者第一主義とすべきであり，外科医のおかしなプライドは捨ててオープンでの手技のほうに自信があるのであればすぐにオープンへ変更することを勧める。

2. 手術レベル間違え

手術レベル間違えは，脊椎手術では約3,000件に1回の割合で発生すると報告されている[2]。脊椎内視鏡手術では術中透視をする場合が多く，それを利用してレベル間違えを回避するとよい。当院ではサインインでの左右確認，タイムアウトでの術式確認，サインアウトでの施行術式の確認は当然実行しているが，それでは脊椎手術特有のレベル間違えに対応できないため，術中のレベル確認をしている。サージオトームやノミの使用など，脊椎に甚大な操作を加える直前に透視画像でレベルを確認している。その手術室にいるスタッフ全員（麻酔科医を含め）で画像を確認する。

3. 神経損傷

内視鏡手術がゆえの神経損傷については，術者が細心の注意を払うということに尽きる。脊椎の解剖学的全容を確認しながらの手術でないこと，斜視鏡であり解剖学的な位置関係を術者が直観としてつかみにくいことなどから，内視鏡手術に不慣れな術者は内視鏡手術がゆえの神経損傷をきたす可能性がある。それは本来あってはならないことである。死角部分での操作をしない，癒着の有無を確認してから鋭的処置をする，狭く深い部分での処置をしないなど，基本的なことは既成の教科書を参照頂きたい。

open conversionの部分の記述を繰り返すが，脊椎内視鏡手術は傷が小さいものの，手術時間が長いと手際よく施行したオープン法より患者にメリットがあるかどうか疑問である。ましてや，内視鏡手術がゆえの神経損傷が発生しては論外である。歴史的に医学の発展はある程度患者の犠牲を踏み台にして成り立ってきたところはあるが，それは現代では認められることではない。脊椎内視鏡手術は日本で施行されて既に20年が経過しており，脊椎内視鏡手術に習熟した外科医も多数存在する。自らの手術手技の発展の過程で患者にデメリットを及ぼすことがないよう，脊椎内視鏡手術に不慣れな外科医は習熟した術者のもとで研修し，内視鏡手術がゆえの神経損傷が発生しないよう心がけて頂きたい。

● 文献

1) 日本整形外科学会：脊椎内視鏡下手術の現状－2016年1月～12月手術施行状況調査・インシデント報告集計結果. 日整会誌. 2018;92(1):56-62.
2) Mody MG, et al:The prevalence of wrong level surgery among spine surgeons. Spine (Phila Pa 1976). 2008;33(2):194-8.

4章 トラブルシューティング

6 硬膜損傷で多量の馬尾が逸脱してきた場合

稲波弘彦

硬膜損傷で多量の馬尾が逸脱してきた場合，手術室の他のスタッフに対する配慮として，まず，手術が30分（術者の習熟度による）は長くかかると宣言する。そうすることで術者も精神的に楽になる。以下に，具体的な対応を示す。

- 患者の体位は頭側を低くする。脳脊髄液の流出圧を低下するためである。
- 操作スペースを拡大する。硬膜の修復を行うスペースは，除圧のみに必要なスペースより広いものが必要である。骨や黄色靱帯をさらに切除してスペースを拡大する。脱出した馬尾が邪魔になる場合は薄いシートなどを馬尾に被せておく。
- 脱出した馬尾の還納は頭側方向に行う。尾側方向に行うと再び脱出してくることが多い。
- 吸引管の穴は，半分程度を塞ぐ。吸引圧を下げ，還納した馬尾の吸引による再脱出を防ぐためである。
- 硬膜の修復には，縫合，ネオベール®とフィブリン糊，焼灼の3つの方法があり，単独あるいは組み合わせて用いる（図1～3）。縫合時に馬尾を巻き込まないことは必須である。

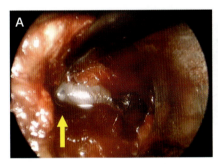
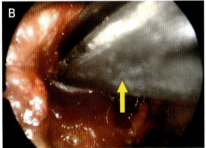
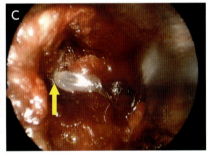

図1 硬膜損傷：焼灼
A：孔（矢印），B：バイポーラー電気メス（矢印）による焼灼，C：修復後焼灼による硬膜の修復を行う

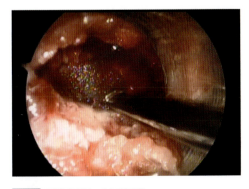

図2 硬膜損傷：人工硬膜

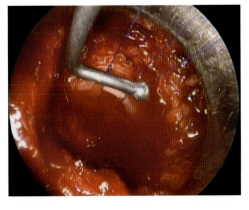

図3 硬膜縫合
硬膜の縫合による修復。2針目の結紮を行っている。

筆者は6-0プロリン糸の両端針を用いている。両端針の場合，糸の刺入はinside-outで行うが，片方がoutside-inになっても問題はなかった。縫合後はフィブリン糊で補強する。人工硬膜による修復では，人工硬膜にフィブリン糊のA液を浸し修復部をカバーする。その後B液を滴下し固定する。硬膜の穴が小さい場合には焼灼も使える。バイポーラ焼灼器で硬膜をつまみ上げ，馬尾と離れていることを確認してから焼灼する。

- 修復したのちに，気管内圧を上昇してもらい，漏出のないことを確認する。また，抜管ではできる限り怒責を避けてもらう。
- 修復が不完全で馬尾が脱出した場合，患者の疼痛は強い。咳をしてもらって疼痛が増強する場合は馬尾の脱失を疑う。

4章　トラブルシューティング

7 内視鏡補助下腰椎後方椎体間固定術（ME-PLIF）後の手術部位感染（SSI）

高野裕一

1. ME-PLIFにおけるSSI

2008年より内視鏡補助下腰椎後方椎体間固定術（microendoscope assisted posterior lumbar interbody fusion；ME-PLIF）を行い，経皮的椎弓根スクリュー（percutaneous pedicle screw；PPS）固定を追加し，従来法と同等な臨床成績が得られ手術時間の短縮も可能になったが，術後の手術部位感染（surgical site infection；SSI）を1％弱に認める[1]。MEDのSSIが0.1％未満であるのと比較すると高頻度である。

2. SSIの診断

ME-PLIFのSSIは，全例発熱と腰下肢痛の増強，白血球数とCRPの上昇を認めたが，表層感染はなく全例深部感染であったため，診断が遅れる傾向があった。そこで，SSIの重症度と局在の判定として陽電子放出断層撮影CT（positron emission tomography；PET-CT）のstandardized uptake value（SUV）値を使用した[2]。

2008年12月以降5年間のSSIは，810例（平均年齢65.1歳）中8例（全例男性）で，平均年齢71.9歳（59～86歳）であった。既往症なしは1例で，糖尿病4例，再手術例3例，術前からの貧血1例を認めた。手術から発症までの期間は平均65.9日（12～234日），白血球数9,576.3（5,070～13,350），CRPは8.24（2.97～16.57）であった。

3. SSI診断におけるPET-CTの有用性

PET-CTの局在診断に基づき，内視鏡下にケージ抜去，掻把，洗浄，PPS抜去を施行した。ケージ抜去のみが5例，ケージと片側PPS抜去が1例，ケージと両側PPS抜去が2例であった。培養による起因菌同定は8例中3例であった。

SSIリスクの高い既往症を持つ症例では，術後CRPが正常化しても，術後最低3カ月程度は発熱やWBCとCRPの上昇に注意する必要がある。現時点で術後感染に保険適用はないが，PET-CTはインストゥルメンテーションのSSIの局在診断と手術方針の選択に有用な画像検査である。

● 文献 ──

1) 高野裕一, 他：内視鏡下脊椎固定術 (TLIF) のSSI感染例の検討. J Spine Res. 2014；5：602.

2) Inanami H, et al：Role of 18F-fluoro-D-deoxyglucose PET/CT in diagnosing surgical site infection after spine surgery with instrumentation. Spine (Phila Pa 1976). 2015；40(2)：109-13.

4章　トラブルシューティング

8 頚椎前方固定術後の合併症である呼吸障害の回避法と発生時の対策

湯澤洋平

頚椎前方固定術はその手術適応に多少議論はあるものの，脊椎外科医としては必要不可欠な習得すべき手術手技である。頚椎の前方手術を回避しがちな施設もあるようだが，その大きな要因は術後血腫などによる気道閉塞，窒息といった重篤な合併症の存在であろう[1]。筆者の施設では頚椎前方固定術の際，異常な血腫発生を察知する目的で周術期に頚部周径を計測している。また，喉頭浮腫の徴候を見つける目的で術後に気道音を聴取している。

1. 頚部周径の計測

頚部周径の計測は，頚椎周囲をメジャーで測定するだけの簡易な手技である。術前に頚部周径を計測して計測部位にマジックで印を付ける。術前，術後帰室時，3時間後，6時間後および翌日に周径を計測する。当院ではほとんどが単椎間固定で手術時間も1時間程度であるため，周径計測は翌日までとしているが，長時間手術の場合はその後も計測を継続したほうがよいだろう。

当院の頚椎前方固定術施行患者61名をまとめたデータでは，平均頚部周径は術前37.6cm，帰室時40.0cm，3時間後39.8cm，6時間後39.7cm，翌日は39.3cmであった。術前から術直後に平均で約2.5cm周径が増大し，その後は徐々に縮小していた。

この症例群に，当日血腫除去術を施行した患者が1例あった。頚椎周径が帰室時から1時間ほどで急に3cm増加したが，呼吸苦やバイタルサインの異常はなかった。MRIでは血腫により気道が偏位していたため，血腫除去術を施行した。

1) 術後血腫と呼吸障害

頚部の術後血腫は気道閉塞，窒息，気管内挿管困難，場合によっては死亡という重篤な合併症へ移行する可能性があるため，呼吸苦やSaO_2低下の症状が出る前に血腫除去をすべきであり，血腫除去術をするか迷った場合は施行すべきと考えている。

呼吸苦症状がある場合はMRIなどの検査をせず，即座に創部開放，血腫除去をすべきである。SaO_2低下や切迫した呼吸障害の場合は病室で即座に創部を開放し，外科医の指で血腫を掻きだす処置をするのがよい。

気管内挿管が困難な可能性もあるため，ミニトラックあるいはクイックトラックなどの緊急気道確保の器具を病棟に常備しておくとともに，緊急時に備えて日頃から医療チームで訓練をしておくことが望ましい。緊急の外科的気道確保については文献2に詳細に記載されている。

8. 頚椎前方固定術後の合併症である呼吸障害の回避法と発生時の対策　193

2. 喉頭浮腫

喉頭浮腫の成因は諸説あるが，血腫と比べるとその時間的経過はややゆるやかであると考えられる。血腫の場合，動脈性であれば分単位，静脈性であれば時間単位で気道閉塞をきたす可能性があるが，血腫のない喉頭浮腫の場合は半日～1日単位であると思われる。しかし，術後数日経過してからの気道閉塞の可能性もある。手術に長時間要した場合は，術後1週間程度気道音の聴取をすべきである。気道閉塞を思わせる雑音が聴取された場合は数日間の気管内挿管などの処置が必要になるが，今のところ当院では処置が必要となった喉頭浮腫を経験していない。

◉ 文 献

1) Nagoshi N, et al:Prevalence and Outcomes in Patients Undergoing Reintubation After Anterior Cervical Spine Surgery:Results From the AOSpine North America Multicenter Study on 8887 Patients. Global Spine J. 2017;7(1 Suppl):96S-102S.

2) 野村岳志：緊急気道確保：器具と外科的処置 (2) 輪状甲状膜穿刺 (切開). 日臨麻会誌. 2014;34(4):613-21.

4章　トラブルシューティング

9 PELD（percutaneous endoscopic lumbar discectomy）におけるトラブルシューティング

古閑比佐志

1. 高度肥満症例

高度肥満患者の椎間板ヘルニア症例は，皮膚および皮下組織の展開が必要ないPELDのきわめて良い適応である。その一方で，厚い皮膚にX線の透過が阻まれ，ブラインド操作である最初の穿刺の手術操作には技術を要する。

1）内視鏡の選択

transforaminal法（TFA）でショートの内視鏡を用いている場合（Richard Wolf社なら165mm長），内視鏡自体が椎間孔まで届かない可能性がある。この場合，術前のCTやMRIでの計測で内視鏡が届くかどうかを十分検討する必要がある。

ロングの内視鏡（Richard Wolf社なら205mm長）があればそれを用いてもよいが，その場合若干画質が落ちるのと，操作性がショートに比べて悪くなる。

計測上ショートの内視鏡で到達が困難と予測されたら，刺入点をやや内側に移して上関節突起の一部をトレファンリーマーあるいはドリルで切除して，posterolateral法（PLA）に近い形で進入すると，通常問題なく到達できる。

> **症例 1** 44 歳，男性。身長 177.8cm，体重 137.9kg（BMI 43.6）

図1に，腹臥位に体位をとったあとの症例を示す。L2/3の中心性から右ヘルニアをショートの内視鏡で摘出した。鏡筒はほとんど皮膚に埋没しそうだが，やや内側から進入し上関節突起の一部をドリルで切除して，問題なく脱出した髄核を摘出できた。

2. 穿刺針の弯曲

前述したように，肥満症例では穿刺のステップに技術を要するが，肥満以外にも，アスリートで筋肉がよく発達した症例，椎間関節のOAが高度で関節面の骨が肥厚していたり骨棘が形成されていたりする症例では，椎間板穿刺の針が穿刺中にしばしば弯曲してしまう（図2A矢印）。これでは，穿刺はできても，続くobturatorなどの挿入が困難となる。これらの経験をふまえて，当院では太めでコシのある穿刺針を特注して使用している（図2B，2C。有効長160mm，外径0.8mm）。

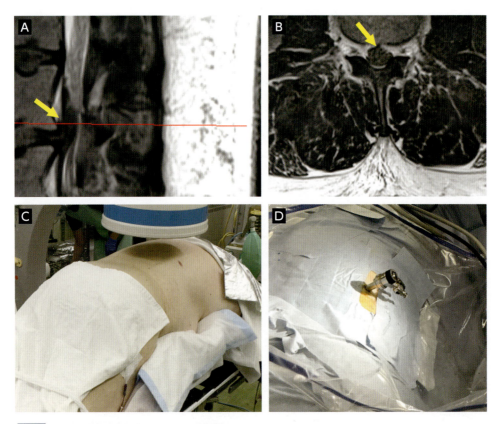

図1 高度肥満例でのPELD-TFAの実例
A・B：MRIでは，頭側に広く脱出した右〜中心性の大きなL2/3腰椎椎間板ヘルニア（黄色矢印），皮下脂肪の厚さに注目してほしい
C：腹臥位にした際の体幹部分を右後方から観察
D：PELDの外筒を挿入した部分の拡大像。アダプタがほとんど皮膚に接するくらいの距離にある

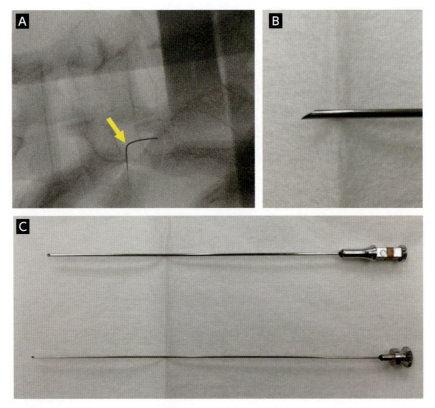

図2 穿刺の問題点とその解決策
A：穿刺針が弯曲（黄色矢印）している透視画像（L5/S1外側からのアプローチ）
B・C：PELD-TFA用に作製した穿刺針の外観〔B：先端部の拡大像，C：外筒（上）内筒（下）をわけて並べている〕

4章 トラブルシューティング

1）foraminoplasty を要する症例

最近は，隣接椎体の圧迫骨折後の椎間孔狭窄や固定術後の隣接椎間障害などforaminoplasty を要する症例にもPELDを適応している。これらの症例では特注の穿刺針を用いても，せいぜいobturatorの挿入までしか行えない場合も多い。そのような症例では，内視鏡を上関節突起の手前まで挿入して，ドリルでforaminoplastyをしながら，内視鏡を椎体背側面まで到達させる技術も必要になってくる。その際は周囲の軟部組織の迷入は避けられないので，ドリル操作のみでなく，鏡筒を回転させ軟部組織をよけたり，バイポーラで熱凝固したりするなどの操作にも習熟している必要がある。これらの操作に習熟すると，腸骨稜が高い症例でのL5/S1のヘルニアもinterlaminar法（ILA）でなくTFAでもアプローチできるようになるので，手術アプローチの選択肢が増えることになる。

3．骨化症例の術前検討

骨化症例が初期例に適さないことは前述したが，ドリルワークに慣れてきたら，当然骨化症例にも対峙しなければならない。また，後縦靱帯骨化症（ossification of the posterior longitudinal ligament；OPLL）を伴った例では，特に女性での肥満例が多いこともしばしば経験するが[1, 2]，骨化に肥満が加わるとかなり難易度が増すと思われる。さらに，OPLLや黄色靱帯骨化症（ossification of the yellow ligament；OYL）などの骨化機転により骨切除面からの出血が強く，PELDの内視鏡下での止血が困難な場合もある。筆者も止血に難渋して手術に3時間かかったことがある。

一方，術前のCT画像などをよく検討してみると，内視鏡を挿入して骨化部分を触らずに脱出した髄核を摘出できる場合もある。

| 症例 2 | DISH に OYL を伴った腰椎椎間板ヘルニア（73 歳，男性） |

図3に，広汎性特発性骨増殖症（diffuse idiopathic skeletal hyperostosis；DISH）にOYLを伴った尾側に大きく脱出した腰椎椎間板ヘルニア症例を示す。この症例では，OYLはきついが尾側の椎間孔は比較的広くTFAが可能と判断された。また，exiting nerveはOYLの頭側にあるため，かなり頭側から攻めても，このOYL部分がexiting nerveをプロテクトしてくれるだろうと予測できた。計画通りに手術は実施でき，ドリルによるforaminoplastyは行わず手術時間26分で尾側に大きく脱出した髄核を摘出することができた。術後exiting nerveの障害もなく下肢痛も改善した。

ドリルワークに慣れてきたからと安易に骨切除するのではなく，骨切除せず脱出した髄核を安全に摘出するアプローチを検討することも，技術を高めるために重要なことと考える。その際には，CT画像を三次元的に様々な角度から眺めることができるAZE VirtualPlace Fuji Raijin 370（株式会社AZE）などのソフトウェアで術前解析することは，大変助けになるだろう。

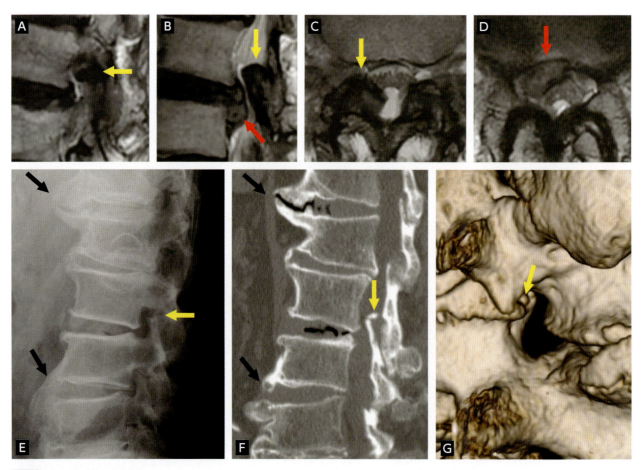

図3 OYL症例でのPELD-TFA
A・B：sagittal像，C・D：axial像
A〜D：MRIでは尾側に大きく脱出した右L2/3腰椎椎間板ヘルニア（赤色矢印），その頭側にOYL（黄色矢印）が脊柱管に向かってせりだしている
E：単純X線側面像。DISH（黒色矢印）以外にもOYLがX線単純撮影でも明瞭である（黄色矢印）
F：CT sagittal像でもOYLが明瞭である
G：3D-CTでは，OYLの尾側の右椎間孔は内視鏡を挿入する十分なスペースがあると判断された（上：頭側，下：尾側，右：腹側，左：背側）

● 文献

1) Ikeda Y, et al: Association between serum leptin and bone metabolic markers, and the development of heterotopic ossification of the spinal ligament in female patients with ossification of the posterior longitudinal ligament. Eur Spine J. 2011;20(9):1450-8.

2) Hirai T, et al: Prevalence and Distribution of Ossified Lesions in the Whole Spine of Patients with Cervical Ossification of the Posterior Longitudinal Ligament A Multicenter Study (JOSL CT study). PLoS One. 2016;11(8):e0160117.

索 引

数 字

2椎間除圧 *18*

欧 文

A

ACDF（anterior cervical decompression and fusion） *65*

anterior thigh pain *78*

AUC（Area Under the ROC Curve） *47*

B

Biphasic 刺激 *89*

BIS（bispectral index） *89*

Br-MsEP（muscles evoked potentials after stimulation to the brain） *87*

buckling *15*

C

Casper 開創器 *71*

cervical foraminotomy *146*

CMID（cervical microendoscopic interlaminar decompression through a midline approach） *16, 23*

cortical ring *72*

COSMIC（coherent oscillatory state acquisition for the manipulation of image contrast） *118*

counter part *105*

D

DISH（diffuse idiopathic skeletal hyperostosis） *197*

DPC（diagnosis procedure combination） *166*

DTI（diffusion tensor imaging） *105*

E

EHL（extensor hallucis longus muscle） *109*

EQ-5D（EuroQOL-5D） *22*

exercise-induce hypoalgesia *48*

exiting nerve *117, 120, 197*

exiting nerve root *124, 126, 127*

exiting nerve root障害 *91*

extraforaminal ☞ 後外側

F

facet fluid sign *120*

fade phenomenon *92*

far-out syndrome *102*

FIESTA（fast imaging employing steady state acquisition） *118*

finger navigation *76, 187*

fluoroscope *56*

focused factory *172*

foraminoplasty *197*

Free-Run EMG *89*

full endoscopic surgery *129*

H

hidden zone *111*

high speed bar *13*

HIPAA（Health Insurance Portability and Accountability Act） *167*

HIZ（high intensity zone） *44*

I

IDET（intradiscal electrothermal therapy） *50*

inside-out法 *128*

interlaminar space *18*

ILA（interlaminar法） *117, 124, 156, 197*

J

juxta-facet cyst *145*

K

Kambinの安全三角 *117*

Kruskal-Wallis検定 *3*

L

L5／S1椎間孔外病変 *102*

L5神経根障害 *103, 106*

learning curve *2, 5, 7, 78, 124, 146*

ligamentotaxis *72*

LLIF（lateral lumbar interbody fusion） *72*

M

Mann-Whitney U検定 *3*

MECF（microendoscopic cervical foraminotomy） *146*

MED（microendoscopic discectomy） *2, 16, 37, 55, 63, 90, 133, 146, 183, 187*

MEL（microendoscopic laminectomy） *8, 12, 56, 183, 187*

ME-MILD法 *35*

MEP（motor evoked potential） *109*
　——限界 *91*
　——有用性 *91*

ME-PLIF（microendoscope assisted posterior lumbar interbody fusion） *55, 62, 191*

migration *156*

MILD（muscle-preserving interlaminar decompression） *14, 26*

MI-TLIF（minimally invasive transforaminal lumbar interbody fusion） *55*

Monophasic 刺激 *89*

multipulse stimulating technique *87*

N

NSAIDs *49*

NRS（numerical rating scale） *45, 90*

O

OA（osteoarthritis） *153*

ODI（Oswestry Disability Index） *46*

OLF（ossification of ligamentum flavum） *24, 36*

OLIF（oblique lumbar interbody fusion） *72*

open conversion *187*

OPLL（ossification of the posterior longitudinal ligament）*197*

outside-in法 *128*

OYL（ossification of the yellow ligament）*197*

P

PECF（percutaneous endoscopic cervical foraminotomy）*146, 159*
—— の特徴 *152*

PED術式 *175*

PELD（percutaneous endoscopic lumbar discectomy）*91, 114, 132, 156, 183, 195*
—— 合併症 *114, 115, 130*
—— 資格・条件 *116*
—— 操作 *156*
—— 問題点 *144*
—— 利点 *144*

PELD interlaminarアプローチ *141*

PELD-TFA（PELD-transforaminal）*116, 131, 132, 134, 137, 156, 195, 196, 198*

PELD用ドリル *157*

PET-CT（positron emission tomography）*191*

PETA（percutaneous endoscopic translaminar approach）*156*

periradicular sheath *150*

Pfirrmann分類 *44, 45*

piece by piece *9, 29, 31, 32, 58, 97*

pincer mechanism *21*

PLA（posterolateral法）*116, 156, 195*

PLIF（posterior lumbar interbody fusion）*55, 183*

PLL（posterior longitudinal ligament）*128*

POD（postoperative dysesthesia）*117, 123, 188*

postoperative fibrosis *81*

PPS（percutaneous pedicle screw）*56, 183, 191*
—— 入替 *183, 184*
—— 延長術 *184*
—— 挿入 *62*
—— 抜去 *183*

R

ROC（receiver operating characteristic）*46*

S

SEH（spinal epidural hematoma）*80*

SEP（somatosensory evoked potentials）*94*

sequestrate *121*

Smith-Robinson法 *66*

SNAP（sensory nerve action potential）*106*

spontaneous electraphy *92*

SSI（surgical site infection）*191*

T

TIVA（total intravenous anesthesia）*87*

TLIF（transforaminal lumbar interbody fusion）*183*

train刺激 *88*

transforaminal *124*

trephine *128*

V

vacuum phenomenon *120*

W

walking technique *126*

X

XLIF®（extreme lateral interbody fusion）*72, 183, 184*

和　文

あ
アセトアミノフェン　49

い
インシデント・アクシデント　115
インピーダンス計　90
インプラントの設置　77
遺伝子解析　174

う
ウェイトライナー開創器　97
運動誘発電位　87, 109
運動療法　48

え
エントリーポイント　125, 126
鋭匙　40
円筒形レトラクターの設置　57, 67

お
オープン法　187
黄色靱帯　29, 32, 33, 97, 98, 99, 141,
　　150
黄色靱帯骨化症 ☞ OYL

か
カメラの操作　150, 159
ガングリオン囊腫　145
下関節突起　11
解剖学的検討　102
外側陥凹狭窄　156
滑膜囊腫　145
感覚神経活動電位 ☞ SNAP
関節包　58

き
記録電極　88, 90
胸椎黄色靱帯骨化症 ☞ OLF
胸椎後弯症　179
局在診断学　54
局所側弯　120
棘突起　8, 10
棘突起縦割腰椎椎弓切除術　95
筋肉様組織　104

く
クロット　143

け
ケージ　61, 68
ケリソン鉗子　39, 58
ゲルピー開創器　97
経椎間孔　124
経椎弓間　124
頚椎症性神経根症　16, 146
頚椎症性脊髄症　15
頚椎前方固定術　193
頚椎椎間板ヘルニア　65, 69
経頭蓋刺激筋誘発電位　87
経皮的椎弓根スクリュー ☞ PPS
経皮的内視鏡下腰椎椎間板摘出術
　　91, 132, 183
頚部圧迫性脊髄症　16
頚部周径の計測　193
痙攣発作　130
血腫　194

こ
これだけ体操　48, 49
コラーゲン使用吸収性局所止血材　82
呼吸障害　193
固定隣接椎間障害　183
抗うつ薬　50
後外側　124
後縦靱帯 ☞ PLL
後縦靱帯骨化症 ☞ OPLL
後方アプローチ　15
後方椎体間固定術　51, 64
巧緻運動障害　18
喉頭浮腫　194
高度肥満　121
高齢者　121
広汎性特発性骨増殖症 ☞ DISH
硬膜修復　41, 189
硬膜損傷　5, 13, 38, 41, 139, 189
　　── 原因　37
　　── 対処　135
　　── 予防　133
骨移植　60
骨化　121

け
骨化巣　24, 29, 32, 33
　　── 分類　25
骨学的検討　102
骨脆弱性　185
骨切除　17, 142, 150
骨粗鬆症　185

さ
晒骨　102
皿電極　88

し
シート型電極　88
シャフト　157
止血　32, 33, 82, 129
刺激電極　88
持続筋電図　89
自発筋電図 ☞ spontaneous
　　electraphy
手術器具　40
手術手技の習得　166
手術準備　25
手術体位　73
手術部位感染 ☞ SSI
手術レベル間違え　188
受信者動作特性 ☞ ROC
終板骨折　185
出血コントロール　86
術後血腫　130, 193
術後後弯変形　21
術後神経障害　123
術後脊髄硬膜外血腫 ☞ SEH
術前骨評価　185
術前評価　72
術中神経モニタリング　87, 94
除圧　58
焼灼止血　60
上位腰椎　14
上関節突起　11, 98
上臀皮神経の絞扼　179
神経根症　15
神経根障害　105
神経損傷 ☞ POD

人工椎間板置換術 53
靱帯張力整復 ☞ ligamentotaxis
靱帯様組織 103, 104

す

スイッチ 157
スクリュー電極 88
髄核の摘出 128

せ

正中進入内視鏡下頚椎椎弓切除術
　☞ CMID
正中進入法 26, 35, 95, 100
脊髄圧迫性障害 24
脊柱管狭窄症 100
脊椎内視鏡システム 71
脊椎内視鏡手術 65
　── 手術件数 171
　── 導入コスト 170
　── メリット 170
穿刺針 196
　── 弯曲 195
仙腸関節症 179
全静脈麻酔 ☞ TIVA
前方アプローチ 15
前方椎体間固定術 50

そ

側方進入腰椎椎体間固定術 72

た

ダイヤモンドバー 157, 158
ダイレーション 57
体位 125
体性感覚誘発電位 ☞ SEP
脱出髄核の染色 127

ち

長母趾伸筋 ☞ EHL

つ

椎間関節症 179
椎間関節の温存 95
椎間関節嚢腫 ☞ juxta-facet cyst
椎間関節ブロック 179
椎間孔 102
　── サイズ 118, 120

椎間孔外ヘルニア 180
椎間孔狭窄 156
椎間孔内外障害の診断 105
椎間孔内外の狭窄 180
椎間板郭清 59
椎間板処理 76
椎間板性腰痛 44
　── 診断 45
　── 治療 48
椎間板内焼灼療法 50
椎間板ブロック注射 45, 50
椎間板ヘルニア 195
椎間板変性 44
椎間板膨隆 44
椎弓 11, 29, 30, 97, 98
椎弓形成術 15
椎弓切除 10
椎体骨折 185

て

テリパラチド 185
データベース構築 174
低血圧麻酔 88
低侵襲脊椎手術 166
低髄液圧症候群 132
電極 88

と

トラマドール塩酸塩 49
ドリリング 97
ドリル 156
　── 先端 158
　── 操作 150, 155, 156
　── 側面 158
　── 把持 158
　── ハンドスイッチ 163
ドレーピング 75
ドレーン留置 81, 83
徒手的下肢モニタリング 92
動画の活用 168
動作画像解析 174

な

内視鏡下胸椎除圧手術 34

内視鏡下棘突起縦割腰椎椎弓切除術
　95, 96, 98, 99
内視鏡下前方除圧固定術 70
内視鏡下椎間板切除術 ☞ MED
内視鏡下椎間板ヘルニア切除術 90
内視鏡下椎弓切除術 ☞ MEL
内視鏡下ドレーン留置法 83
内視鏡下腰椎手術 95
内視鏡の挿入 149
内視鏡補助下腰椎後方椎体間固定術
　☞ ME-PLIF
内視鏡支援脊椎手術 55, 65, 72
内視鏡手術の適応 24
軟骨性終板郭清 67

の

ノミ 8, 13, 40, 58, 98

は

馬尾 38
　── 逸脱 189
　── 嵌頓 41
　── 還納 189
　── 損傷 115
　── 噴出 41
針電極 88

ひ

ビッグデータの活用 166
ピンホール硬膜損傷 41
非ステロイド性抗炎症薬 ☞ NSAIDs
皮膚切開 56, 74, 96, 141, 148

ふ

フィブリン糊 190
フェンタニル 88, 89
ブラッドパッチ法 132, 137
プロカイン塩酸塩 179
プロポフォール 87, 89
プロリン糸 190

へ

ヘルニア鉗子 39
ヘルニア切除 67
ペンシル型ダイレーター 126
閉経後女性 185

片側進入法 27, 30, 95, 100

ほ

歩行障害 24

ま

麻酔 87, 126

め

メルクマール 14, 141, 153

や

薬物療法 49

よ

腰椎黄色靱帯内血腫 140

腰椎後方固定術 72

腰椎後弯症 179

腰椎椎間板ヘルニア 37, 63, 90, 114, 197

腰椎椎体間固定術 ☞ PLIF

腰椎嚢胞性疾患 140

腰痛 44

腰部脊柱管狭窄症 98, 99

陽電子放出断層撮影CT 191

り

リドカイン 179

リングキュレット 60

両側進入法 27

隣接椎間障害 15, 183

れ

レミフェンタニル 88, 89

ろ

ロクロニウム臭化物 89

わ

ワーキングスリーブ 126, 128
　　── 挿入 149

ワクシニアウイルス接種家兎炎症皮
　膚抽出液 50

監修者・編者紹介

稲波弘彦（いななみ ひろひこ）
医療法人財団 岩井医療財団 理事長／稲波脊椎・関節病院 院長

1979 年　東大医学部卒，同大整形外科学教室入局，都立墨東病院，
　　　　　三井記念病院，虎の門病院等に出向
1990 年　医療法人財団岩井医療財団 岩井整形外科内科病院 院長
2007 年　同理事長（現任・兼務）
2015 年より現職

古閑比佐志（こが ひさし）
岩井整形外科内科病院 副院長／PELD センター長

1988 年　琉球大医学部卒，同大附属病院にて研修
　　　　　国内で脳神経外科医として勤務
1998 年　Heinrich-Pette-Institut für Experimentelle Virologie und
　　　　　Immunologie an der Dept. of Tumorvirology
2005 年　かずさ DNA 研究所地域結集型プロジェクト研究チームリーダー，
　　　　　かずさ DNA 研究所ゲノム医学研究室室長
2009 年　岩井整形外科内科病院 脊椎内視鏡医長
2015 年より現職

若手脊椎外科医のための
内視鏡手術ガイド
岩井グループの技術の今

定価（本体 **18,000** 円＋税）

2018年11月26日　第1版

監修者　**稲波弘彦**
発行者　**梅澤俊彦**
発行所　**日本医事新報社**　www.jmedj.co.jp

　　　　〒101-8718 東京都千代田区神田駿河台2-9
　　　　電話（販売）03-3292-1555　（編集）03-3292-1557
　　　　振替口座00100-3-25171

印　刷　**日経印刷株式会社**

© 稲波弘彦 2018 Printed in Japan
ISBN978-4-7849-5644-9 C3047 ¥18000E

・本書の複製権・翻訳権・上映権・譲渡権・公衆送信権（送信可能化権を含む）
　は（株）日本医事新報社が保有します。
・**JCOPY**　＜（社）出版者著作権管理機構 委託出版物＞
　本書の無断複写は著作権法上での例外を除き禁じられています。複写される
　場合は，そのつど事前に，（社）出版者著作権管理機構（電話 03-3513-6969，
　FAX 03-3513-6979，e-mail:info@jcopy.or.jp）の許諾を得てください。

電子版のご利用方法

巻末の袋とじに記載されたシリアルナンバーで，本書の電子版を利用することができます。

手順①：日本医事新報社Webサイトにて会員登録（無料）をお願い致します。
（既に会員登録をしている方は手順②へ）

日本医事新報社Webサイトの「Web医事新報かんたん登録ガイド」でより詳細な手順をご覧頂けます。
www.jmedj.co.jp/files/news/20170221%20guide.pdf

手順②：登録後「マイページ」に移動してください。
www.jmedj.co.jp/mypage/

「マイページ」

マイページ中段の「会員限定コンテンツ」より
電子版を利用したい書籍を選び，
右にある「SN登録・確認」ボタン（赤いボタン）をクリック

表示された「会員限定コンテンツ」欄の該当する書名の
右枠にシリアルナンバーを入力

下部の「確認画面へ」をクリック

「変更する」をクリック

会員登録（無料）の手順

1 日本医事新報社Webサイト（www.jmedj.co.jp）右上の「会員登録」をクリックしてください。

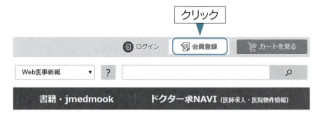

2 サイト利用規約をご確認の上（1）「同意する」にチェックを入れ，（2）「会員登録する」をクリックしてください。

3 （1）ご登録用のメールアドレスを入力し，（2）「送信」をクリックしてください。登録したメールアドレスに確認メールが届きます。

4 確認メールに示されたURL（Webサイトのアドレス）をクリックしてください。

5 会員本登録の画面が開きますので，新規の方は一番下の「会員登録」をクリックしてください。

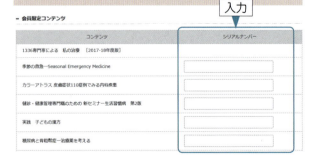

6 会員情報入力の画面が開きますので，（1）必要事項を入力し（2）「（サイト利用規約に）同意する」にチェックを入れ，（3）「確認画面へ」をクリックしてください。

7 会員情報確認の画面で入力した情報に誤りがないかご確認の上，「登録する」をクリックしてください。